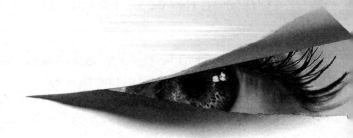

心灵的面具
101种心理防御

J·布莱克曼◎著　毛文娟　王韶宇◎译　郭道寰◎审校

华东师范大学出版社
·上海·

101 Defenses: How the Mind Shields Itself / by Jerome S. Blackman / ISBN: 978-0415946957

Copyright © 2004 by Taylor & Francis Books, Inc.
Authorized translation from English language edition published by Routledge, part of Taylor & Francis Group LLC. All rights reserved. 本书原版由 Taylor & Francis 出版集团旗下 Routledge 出版公司出版，并经其授权翻译出版。版权所有，侵权必究。

East China Normal University Press is authorized to publish and distribute exclusively the Chinese (Simplified Characters) language edition. This edition is authorized for sale throughout Mainland of China. No part of the publication may be reproduced or distributed by any means, or stored in a database or retrieval system, without the prior written permission of the publisher. 本书中文简体翻译版授权由华东师范大学出版社独家出版并限在中国大陆地区销售，未经出版者书面许可，不得以任何方式复制或发行本书的任何部分。

Copies of this book sold without a Taylor & Francis sticker on the cover are unauthorized and illegal. 本书封面贴有 Taylor & Francis 公司防伪标签，无标签者不得销售。

上海市版权局著作权合同登记　图字：09－2009－730 号

目录

从防御的角度鉴赏人格——推荐者序(一)	1
推荐者序(二)	5
中文版序言	7
原序	9
致谢	13
引言	1
第一章　关于防御机制的一些普遍概念	4
第二章　出现在性心理口欲期、肛欲期以及第一生殖器期的各种防御机制	21
第三章　潜伏期、青春期和其他各种各样的防御	50
第四章　防御在精神病理学诊断中的使用	98
第五章　诠释性技术	122
第六章　鉴别诊断和治疗的选择	146
第七章　支持性治疗技术	152
第八章　防御在自杀倾向评估中的意义	158
附录一　精神分裂症:诊断标准的发展历史	173
附录二　诊断中要评估的自我力量	176
附录三　精神分析的诊断性心理发育考虑	177
附录四　客体关系理论的一点历史	180
附录五　在躺椅上的比才的《卡门》(Carmen)	183

后记——一些免责条款　　187
译注　　189
参考文献　　197
译后记　　213

从防御的角度鉴赏人格——推荐者序(一)

在我们生活的这个星球上,现在大约有195个主权国家。每个主权国家,都有或大或小的国防力量,这是一个国家的整体的重要组成部分。要了解一个国家,从它的国防力量入手,是一个相当不错的角度。

在全部的国家里,现在生活着大约70亿人。他们中的绝大部分,在身体上也都有着或强或弱的个人防卫体系,组成这个体系的成分包括皮肤、白细胞、巨噬细胞和各种抗体,在医学上,这个体系被称为免疫系统。有很少一部分人,他们的免疫系统被摧毁,因为他们感染了获得性免疫缺陷综合征病毒,这个疾病的中文名字叫作艾滋病。

每个人的精神世界,也需要被保护。面对大自然经常显现的敌意,以及人际间时时处处呈现的冲突,不设防的心灵无法完整而清晰地存活下去。人类个体成长的每一步,都有一些"护心术"在等着我们学习。如果没有意外,我们几乎会自然地学会一个成人应该具备的捍卫自己精神领地的能力,在相当大的程度上,这几乎就等于心理的健康。

不幸的是,有一些人,由于成长的道路过于坎坷,使他们在成年后还持续使用早年学会的低级而落后的"护心术",无法学会更加高级而先进的手段,所以他们也许会终身处在心理的疾病状态上。

精神分析,或者说心理动力学,其研究的核心之一,就是自我的防御机制。一个人使用哪些自我防御机制,直接呈现了这个人的人格的强度、稳定度和成熟度,笼统地说就是健康的程度。如果说精神分析是一种人格鉴赏学,那么对一个人的心理防御机制的分析,就犹如通过军队了解一个国家,或者通过一个人的免疫系统功能来了解这个人的体魄。

如果说分析别人的防御是一种职业,那么分析自己的防御就是一种修行了。把你自己的潜意识防御上升到意识层面之后，你就知道了自己的力量可以攀登多高的山峰，自己的耐力可以走多远的夜路，自己的胆量能够面对什么样的敌人，以及自己的气魄能够担当多大的失败和成功。当然你还会知道，永远不去做你的人格顶不住的任何事情。

去年夏天，德中心理治疗院（中德心理治疗连续培训项目的主办者）前任主席马佳丽女士问我，往精神的深处看，东西方人是一样的吗？我的回答是：在整体的精神的本质上，我们是一样的。我们有同样的内驱力，我们的内心世界都在早年的关系中形成，并在后来影响我们的全部的关系；我们都趋乐避苦，或者能够忍受。这几句话几乎表达了精神分析全部的人性观，而所谓"趋乐避苦"，说的就是自我防御机制。

我同时也跟马佳丽说，就像个体之间的防御机制有差异一样，群体之间的防御机制也会有差异或者说各有特点。我举了两个例子，来说明我们中国人的防御的特点。必须强调的是，这里所谓特点，只是表示在程度上有点"过分"而已，并不表示"只有"我们才这样自我保护。

第一个例子是："一种情感对另一种情感"——你专注于一种情感，而回避另一种。这是本书描述的第57种防御。这个防御机制在我们群体中具体表现之一，就是过度呈现和提倡孩子对父母的爱，而忽略甚至否认孩子因为各种原因（比如成长和独立的需要）而产生的对父母的恨。这使得假装孝顺的伪君子可以大行其道，而敢于直面人性负面的人难以生存。

第二个例子是：几千年来，我们都在使用"躯体化"的防御。这是本书描述的第65种防御，它的定义是：你专注于自己的身体，以避免口欲、性和仇恨的冲动导致的冲突。从很早的时候开始，一些人际关系的失意者，就沉溺于修身养性、服药炼丹的活动中。著名的有魏晋南北朝时期（公元220—589年）的名士。最近30年，以养生、健康为名的运动此起彼伏，数以亿计的人卷入其中。很多的骗子被揭露，但这真的不是最终解决这个问题的办法，要解决这个问题，最好的办法是让大家使用比躯体化更高级别的防御。很显然，这需要精神分析，更需要时间。

这本书的副书名叫作"101种心理防御"，但并不意味着人的防御只有这么多；在一些精神分析实践培训中，有些防御并不在这101种之内，需要被重新命名。不过一般来说，分析了本书描述的防御，对他人或者自己的了解就已经足够专业和"深层"了。

如果你是第一次接触到这本书涉及的内容，你也许会觉得，很多说法都是牵强附会甚至胡说八道。这很正常，因为精神分析这门学问讲的就是我们通常不会觉察到的东西以及它们之间的联系。比如,如果你没学过化学,当有人告诉你,价值连城的钻石和几元钱一斤的木炭在本质上是同一种元素的时候,你当然会嗤之以鼻。很多事情,浅看和深看,真的非常不一样。在你被分析几百次,或者分析别人几百次,或者通过别的机缘巧合沉到了人类精神的幽深之处,你就会同意,这本书的字字句句,都是人类心灵最智慧和最勇敢的探索者们在展示他们惊人而美丽的发现:犹如医学家眼里的别样人体,犹如物理学家眼里的别样世界。

感谢杭州西溪心理治疗研究小组六位成员的辛勤劳动。从功利上来说,翻译书的效率相当不高,所以我很少做这事。从心理防御机制的角度看,跟我相比,他们这样译书的心理防御机制可以这样被命名:利他型的见诸行动。

我知道,我这是在赞美他们。我还知道,赞美他们是我的防御的需要。我不知道的是,有没有这样一种境界的人格,不需要任何防御,"裸露"着就可以好好地活下去?

曾奇峰

2011 年 5 月 22 日于安徽万佛湖徽萃山林

推荐者序(二)

半年前,我们医院的一位年轻医生准备做关于防御的讲座。她有些苦恼地对我说很难找到关于防御的专著,我笑着对她说有,但是你等不及了。因为我知道《心灵的面具:101种心理防御》已接近翻译完成,将于几个月后出版。

杭州的六位心理学从业者、爱好者本来在各自的生活轨迹中运行,因为兴趣、爱好,更因为防御而相识、相知走到一起,成立了"中国101心理学社",小组名字的来源与含意一目了然,这是2009年的事。

我与101小组的联系实际上始于2008年,他们的一位成员王韶宇在我们的医院进修而认识了我。小组成立之后有一项活动内容是组织自助式学习,于是由王韶宇推荐了我,我也欣然接受了邀请。不带商业色彩的培训是我喜欢做的,尽管这也是一种防御,从2010年4月份开始至今我几乎每月来一次杭州给杭州的心理学人士做精神动力学临床技术系列培训。在这过程中我也与小组的成员渐渐熟悉起来,他们是:毛文娟、王韶宇、陈晶、郑川、张颉、郭道寰。

在小组的共同努力下,这本书已翻译完成,即将出版,他们嘱我写序,这是这篇文章的来由。关于本书的内容奇峰兄已在另一篇序里有说明,我就不啰嗦了。我的看法是该书对防御的分类很细致,也还算严谨,但不对我的胃口,照着书中的101种去分会有僵化、被捆绑的感觉,所以我希望读者能受到作者思维方式的影响,借此训练自己对防御的敏锐度,而不要把它当作工具书用。

"中国101心理学社"有了新的防御,所以已更名为"杭州西溪心理治疗研究小组",简称西溪小组。

受小组的诱惑,受杭州的诱惑,我作出了移居杭州的决定,将来会有更多的时光与小组在一起,我期待这一天。防御!

写这篇文字的时候,我正在旅游途中,爱好旅游也是一种防御。

雷正则
2011 年 6 月 7 日于辽宁兴城

中文版序言

我非常高兴地欢迎你,各位有兴趣的中国读者,到这个关于大脑是如何在正常和不正常的心理状态下使用多种防御的有趣的话题里来。

在《心灵的面具:101种心理防御》的英文版在美国(2003年)出版了几年以后,我开始参与到对中国的精神卫生工作者的精神分析理论和技术的视频会议式教学工作中。2009年3月,我到中国访问。那次行程里,我在给北京大学、华东师范大学和上海精神卫生中心做研讨会的时候有一种令人振奋的体会。在北京和上海,令人欣慰的是我看到了现代冲突理论(Brenner,2006[1])是怎样在一些从文化角度来说完全有异于美国的一些地方变得那么有用。纽约市(我长大的地方)、新奥尔良(我接受医学、精神病学和精神分析训练的地方)以及弗吉尼亚州的弗吉尼亚海岸(我太太和我在过去25年里生活的地方)全部都有着不同的"文化"。在文化上,中国是一个新的前沿,但是我在中国的工作也已经为我确认了内在冲突和防御是无处不在的。

然而,关于防御的选择(亦即人们把事物拒于意识之外的方式)和什么东西被认为是值得进行防御活动的,在西方和中国之间却可以是不一样的。在一个标题为"分离、性、超我以及Skype"(2011[2])的一本书的章节里,我描述了一位中国同事所报告的一种我在美国未曾听到过的案例。它关系到一名已婚的男士,这名男士想要离婚以便缓解(防御)自己因为曾经跟另外一个女人有过一次性接触(跟性的冲突)而产生的羞愧感(超我)。他请求离婚,尽管他爱自己的妻子,而不爱另外的那个女人,他的妻子也想

---

[1] Brenner, C. (2006). *Psychoanalysis: Mind and Meaning*. New York: Psychoanalytic Quarterly Press.
[2] Blackman, J. (2011). Separation, Sex, Superego, and Skype. In: *The Electrified Mind: Development, Psychopathology, and Treatment in the Era of Cell Phones and the Internet*. Edited by Salman Akhtar, MD. Northvale, NJ: Jason Aronson.

要重归于好。他那作为防御的激发因素的羞愧感格外地引人注目。顺便说一句,我那些机敏的中国学生取笑我在这本书里显然地遗漏了离婚这一防御:它应该是第102种防御!他们的玩笑说明他们已明白到几乎任何东西都可以用来防御,而我这101种的甄选只是对上述这点的一种令人啼笑皆非的标示罢了。

2011年5月,我在《协同作用》(Synergy[①])的一篇文章中从防御操作的立场讨论了社会组织和电影剧本。我最近的一本书《取得正确诊断》(Get the Diagnosis Right),包含了许多来自我在中国所督导和教授的伙伴的病历。我特别感谢 Ronghua Zhang、Lingyan Liang、Xu Yong、Siyi Zhang 以及 Mengchao Li 医生。

你在接下来的大部分书页中将要读到的,是其他作者的一些发现的简明定义集,与各自的临床例子。我自己的奉献包括了对自我弱点的本能化(第88号)、将自我批判转向客体(第101号),以及"彗星"、"月亮"和"出逃的宾尼兔"——社会化与疏远(第46号)的形式的描述。

一个附加说明:别把轻躁狂看作是一个单一的防御。你会发现它归在反向形成下面,是它的一种特殊类型。我认为躁狂只有部分是防御性的(通过变得"快乐"来缓解抑郁性情感)。另外,躁狂还包含了与现实的关系、现实检验、整合(思维奔逸)、包容初级过程(在意识中有太多怪诞的、象征性的影像),以及说话和语言(音联)等自我功能方面的故障。躁狂还涉及到客体关系依附(自闭症式联结)、睡眠觉醒周期(失眠)、情感调节(激越)以及冲动控制(花钱、谈话)方面的紊乱(Blackman, 2010[②])。

第八章里,在自杀风险的评估方面,你会发现我的另外一个想法。除了人口学、诊断学和其他因素的概要以外,我还添加了一个关于如何使用对防御的面质来作为衡量自杀倾向者的危险性的诊断标尺的说明。我希望你会觉得有用。

最后,非常感谢"中国101心理学社"的牵头人郭道寰让这本书翻译成中文。

杰瑞姆·布莱克曼
MD, DFAPA, FIPA, FACPsa
2011年4月27日

[①] Blackman, J. (2011). Defense Mechanisms in the 21st Century. In *Synergy*: *Queen's University Medical School, Department of Psychiatry, Kingston, Canada*. Eric Prost, MD, editor, May 2011.

[②] Blackman, J. (2010). *Get the Diagnosis Right: Assessment and Treatment Selection for Mental Disorders*. New York: Routledge.

原序

史提夫，26岁，想要做雄激素注射以便他能够在面对自己妻子时发挥正常的性功能。他为这个注射想了一个很好的理由；他在几个月以前曾经接受过脑下垂体的外科切除术，①而他现在需要激素替代治疗。

我在那个时候还是一名住院实习医生，正好在史提夫入住的那所医院的内科病房任职，而他在那里接受替代激素水平的检测和调整。我在那个时候对心理学或者防御没有太多认识，但是有一天在巡视的时候，当我有一会儿单独跟史提夫呆在一起时，我提到了自己对他对雄激素注射的需求感到很有兴趣。他解释说雄激素会减轻他跟妻子在一起时的阳痿表现。他的局促不安在我们交谈的时候逐渐减少，因此我得以完成他性生活史的采集，通过询问他的性问题是否还包括了缺少晨勃或者无力进行手淫。

在这一点上，史提夫叹了口气。他仔细审视了一下自己病房的房门并确保它是关上的以后，接着说道："好吧！既然我们是在坦诚地谈论这件事，有些东西我应该告诉你。事实是，我只有在跟我老婆发生性行为的时候需要这些注射。我有一个女朋友，跟她我是不需要这样的注射的。"

史提夫抱怨说自己的妻子从来就不享受性生活。她在结婚的时候还是一个处女。自从他们的两岁的儿子出生之后，性生活已经相对很少有了。他说自己的外科手术跟这个问题没有很大的关系。虽然他很爱自己的妻子，但他未能想到一个办法来解决这个问题，尽管他说她承认这是她的问题。他表达说自己热望能够跟妻子一起享受性生活；她在很多其他方面都是一名好妻子——例如，支持着他度过了自己的病痛。

接下来第二天，当我巡视病房的时候，史提夫的妻子坐在他的床边。他们显然已

---

① 史提夫曾经患有嫌色性细胞腺瘤——一种良性，但是侵润性的肿瘤。

经讨论过这个情况了。她表达了一个想要克服自己严重的性抑制的愿望,并且询问她可以向谁求教以获得帮助。我从当时是我直属导师的那位内科住院医生那里为她取得了一些在社区里的转诊介绍。

在我完成了自己的精神科和精神分析训练多年以后,我已经能够解析关于我跟史提夫的互动中所发生的事情了。通过询问在其他方面的性难题,我实际上已经"面质"了(第五章)史提夫关于他所使用的多种防御,包括:对自己性无能的*搪塞(撒谎)*(23);①自己的性渴望从妻子到女朋友的*置换*(19)以及*合理化*(42)和*具体化*(52)——通过把自己的性问题看作是具有单一的医学根源来寻求开脱。以支持性方式(第七章),我也表达了足够的兴趣以致史提夫信任了我并且就自己适应不良的折衷形成(参阅第一章)求助于我——*避开*自己的妻子和对她*撒谎*以避免内疚,*压制*自己的沮丧,以及把自己的性渴望*置换*到别的地方。

换句话说,史提夫知道自己在身体上即使没有雄激素注射也能够履行性行为,他跟自己情妇之间的活动已经证实了这点。然而,他却使自己确信了他需要这些注射以便跟自己妻子进行性行为;它们就像小飞象的神奇羽毛一样[1](Aberson & Englander, 1941)。

对于我对他防御的面质,史提夫那令人欢喜的回应导致他显露了自己的冲突。与其在他自己的余生中继续接受雄激素注射和依靠破坏性的婚外接触来得到性满足,倒不如现在他和他妻子可以正视他们的心理问题,并且解决那些干扰着他们享受婚内性生活的能力的冲突。

30年以后,C医生问我:"你会真的那么说吗?这非常激进!"他是一名正在弗吉尼亚州朴茨茅斯市海军医疗中心完成自己心理学实习期的美国海军上尉。我刚刚对他的班级讲解过,当他们在心理评估期间可以看出某人正在谎报自杀意图以试图离开军队时,他们可以对这个人说一些类似这样的话:"我的感觉是你没有跟我说实话。"还可以接着说:"而且你正设法操纵我去附和你。因此你也没有把我当作是你的治疗师;你基本上是在企图利用我。"

在C医生感叹这些干预方式听起来有多么的"激进"之后,我指出说*撒谎*(23)和*贬低*(50)都是防御。如果C医生面质这些防御,就像我提议的那样(参阅第五章),一个水手或许就会承认自己在使用着它们,然后详细说明他所一直在回避的那些冲突。

---

① 在圆括号内的数字是指查阅表2.1和贯穿在第二到第三章中所表示的防御的定义。

换句话说，有些实习医生的案例，那些背地里包含了"WOOTEN"（想要离开海军，Want Out Of The Navy）的嘲讽式的诊断的人，实际上可能是可以被动力学心理治疗所治疗的，而并非只是一些讨厌的家伙。另外，对防御的面质也可以在诊断方面起到帮助：那些心理变态（反社会）类型的人可能会一而再地撒谎，而那些狂妄的精神病性个体则可能会在口头上攻击C医生，因为他竟敢对他们的动机表示怀疑。

不管怎样，C医生是可以防止他自己讨厌自己的工作的，因为他被利用了；至少他不会只是*被动地*（62）坐在那里，让这个水手*恐吓*（83）自己。C医生喜欢我的提议而且在那之后还报告说他很喜欢对他的一些WOOTEN们使用对防御的面质，偶尔会发现一个可治的。他向我发表意见说他认识到自己曾经不知道怎么地把表现得共情等同于表现得被动了，以致他曾经对自己在处理自己所评估或治疗的病人的方法中表现得直接而感到有些内疚。

人类的大脑有着一种令人惊异的能力，可以去发明一些能够掩护一个人使他不会意识到不愉快的情感的机制。这些机制在大多数情况下是被伪装的，而且是在一个人的意识之外运作的。由于防御的隐秘特性，揭露它们和了解它们潜在的不利影响会是很有用的。譬如，一个不能识别出指向所爱的人的愤怒的人，可能反而会感到强烈的自我憎恨。当这个人因为严重的抑郁而出现在急诊室的时候，能去讨论*转向自身*（15）的防御操作的能力，会是在预防自杀企图或其他自我毁灭性行为（参阅第八章）方面极其有帮助的。

了解防御在其他一些生活中的情况也是很有价值的。识别出一名青少年*最小化*（75）和*逆恐行为*（44）的使用对父母想要把自己孩子带离一些危险的活动会是很有帮助的。了解一名竞争对手的*自大感*（63）可以使一名执行官能够在一个竞争性的商业局面中占得上风。面质*否认*（6）和*合理化*（42）对那些关心所爱的人的酗酒问题的家属是很重要的。注意到*与丧失的客体认同*（37），在安慰一个伤心的亲人的时候是很有帮助的。最后但并非最不重要的是，在爱情关系中对*疏远/回避*（61）机制的觉察可以向你提供一个线索，即某人并没有长久和幸福的婚姻所需要的忠诚和坚贞倾向。

在临床状况中，对不合适的一类人提到防御，或者在不合适的时间提起，都可能是达不到预期目标的。在大多数情况下很难发现这些防御，因为它们大部分的时间是无意识的。因此以治疗性方式来进行干预甚至会更加难以开始而且令人畏缩。

在这本书里面，我已经尝试了提供一个解释防御活动的发源、性质和起因的框架，还列入了叙述关于谁应该和谁不应该以诠释性技术来治疗的鉴别诊断的一个章节。

有一个部分是讲述关于如何去破译正在被使用的病理性防御的。我还列入了一些章节，分别讲述了如何对防御集中火力，然后取决于哪一种技术是可取的，以支持性技术对比诠释性技术来进行干预。还有最后，我列入了一个章节，演示如何使用对防御的面质来作为其他一些用于评估自杀倾向的技术的帮手。

致谢

这本书是献给那些来自多个学科领域的,我在过去的 28 年里所曾经喜欢、教导过的许多学生,他们鼓励我把自己的讲义有条理地编集在一起。我希望其他人也会觉得它是方便用户关于防御的讨论的、并有一些关于防御可以怎样在诊断和治疗中使用的想法的一本书。

如同许多有关大脑的那些重要思想一样,在 1894 年(!)西格蒙德·弗洛伊德是第一个提到防御的人。但是他的女儿,安娜·弗洛伊德则是第一个制定了防御的清单的人,就在她那开创性的研究《自我和防御的机制》(*The Ego and the Mechanisms of Defense*, 1936)中,利用她从自己所治疗的成年人和儿童那里取得的材料。我同样地也对 Percival Symonds 不胜感激,他编写了一个大约 25 种防御的大部头的汇集:《人类调整的动力学》(*The Dynamics of Human Adjustment*, 1946)。从他在哥伦比亚教师学院的学生那里,他收获了成堆的关于防御的一些例子和评注。

对于人们给予的关于我的手稿的许多编辑上的评语和纠正,我深表感谢。他们是:在西班牙马德里的精神分析师 Cecilio Paniagua(M. D.),纽约弗洛伊德协会的精神分析师 Janet L. Schiff(L. C. S. W.),东部维吉尼亚医学院的心理学实习医生训练项目负责人 William R. Goldman(Ph. D.),朴茨茅斯海军医疗中心的儿童精神病学教授 Steve Brasington(M. D.),布鲁纳-路莱治出版社的 George Zimmar 医生,我的办公室经理 Jean Broughton,我的太太 Susan,以及我的孩子 Theodore。

引言

防御的这个专门用语指的是大脑把感受排除在意识之外的一个途径。[①] 治疗师会设法去了解他们所治疗的病人的感受已经是一件大家都知道的事情了。但是在实践中，了解感受通常不足以帮助人们克服他们的难题。讲解无意识的防御怎么样和为什么阻止人们知道他们自己那些不愉快的感受也是很必要的。在实际情况中，大多数的情绪难题都是产生于有问题的防御和情感的结合的。

借着对他们自己的病理性防御机制和感受的足够洞察，人们可以更加清楚地了解他们自己的不理性行为、症状和态度的含义和来源。那种了解常常可以缓解痛苦的精神病学症状（例如抑郁和恐惧），并且使人们能够在他们的生活中做出一些有益的改变。

防御方式的数量有可能是无穷无尽的——不仅仅是我所罗列的 101 种。其中两位最伟大的精神分析理论家，安娜·弗洛伊德（Sandler & Freud, 1983）和 Charles Brenner（2002a）曾经强调说几乎任何的事情都可以是一种防御。看着别处可以是一种防御（Renik, 1978, 第 597 页）。朝某人大叫大嚷可以是一种防御。参加高尔夫球运动可以是一种防御。存钱也可以是。或者，至少，全部的这些活动都可能会牵涉到防御。无论什么心理活动或行为，如果因有它遮挡而使你不会体验到不愉快的情感的话，它就是防御。

情绪可以是愉快的或不愉快的。一般而言，是那些不愉快的情绪导致了人们出现由适应不良的防御带来的种种问题。更加明确地说，令人不愉快的情感被定义为具有

[①] 就像第一章中所记录的。其次，防御也可以把其他心理功能关闭在意识之外（像自我弱点、愿望和其他防御），或者甚至被利用于心理机构（像自体影像和超我）的发展中。但是通过把防御视为主要是对情感进行工作来开始会比较容易而且更加实用，因为大多数的领悟导向心理治疗工作主要是跟这种用法有关。

两个组成部分：

> 一种不愉快的感觉加上一个认为某件糟糕的事情就要发生（"焦虑"）或某件糟糕的事情已经发生了（"抑郁情感"）的想法（C. Brenner, 1982a）。

我们因此可以扩展对防御的定义：

> 防御是，一般来说，将不愉快的情感的某个（些）组成部分——想法、感觉，或两者——移除到有意识的觉察之外的一种心理操作。

在诊断上，我们用这些情感和防御的概念来解释，举个例子，那种忘记了某些重要的需要去记住的事情——也许是一个约定的见面——的现象。这个思维内容被排除到了意识之外。你可能会在一个小时以后记起来这件事，当某件事情"唤起"你的记忆的时候；于是你认识到自己无论从什么角度来说并非真的想要跟这个人见面。换句话说，这个思维内容（情感的一个部分）被储存起来了而且可以从储存处被检索到。然而你的大脑关闭了这个想法以便免除你的记忆中的不愉快感（情感的另一个部分）。

可能可以用电路来作个比方——其中电流的电压是存在的，电灯泡是完整无损的，还有线路也是没有损坏的。可是，一个切断了该电路的开关被扳动了，以至于这个电灯泡没有亮起来。这个开关大概就像是一个有意识的防御——"我会使它从我的脑海中离开"或者"我不想要去那里"。如果这个开关不是你有意识扳动的，那么这时你就是有了一个无意识的防御。

无意识的防御实际上运作得更像是断路开关。当电流变得太大的时候，电流强度方面的增加按触了断路开关，切断了电路，那么灯光就熄灭了。类似的，当情感（诸如愤怒、焦虑、抑郁以及内疚那样的一些情感）的强烈程度预示着大脑的功能要崩溃的时候，一个心理的断路开关就被扳动了：某些想法被关闭在意识之外了——忘记。正如一个断路开关那样，这种类型的遗忘会自动地发生。

在诊断上，我们也需要考虑到在这个电灯泡中可能存在一些基本缺损。尝试去修理它将会导致产生一只带有某些问题的勉强可用的电灯泡，状态最好的时候不过是不规律地闪烁一下而已（就像在精神分裂症中的一样）。这个人自己尝试去修理电灯泡或者线路系统缺损[就像在现实检验的中断之后出现的现实重构（78）的防御]的企图可能会引起短路(妄想)。

在一组不同的病人中——那些具有边缘型人格结构(Kernberg, 1975)的人——这就好像电路是连接的,而电灯泡和电源也是完整无损的,但是线路系统还没有强固到不熔化那些电线或者不按触断路开关就足以应付巨大的电流强度。这个电路的弱点可能是由长期的高电流强度产生的高温造成的,很大程度上就像一些有儿童虐待经历的成年受害者那样,他们的情感管理"电路"已经在他们自己长时间的家庭教养中被长期的激烈愤怒和焦虑所损坏。结果,在电力高峰的时候,带有较低规格的线路系统的电路将会变得无法承受并按触断路开关。在具有边缘型人格的成年人中,相似之处就是他们有限的情感容忍度会导致一种使用防御的趋势。

那些精神分析师称为"神经症"的人,他们电路中的一切都是完整无损的,但是来自多年以前另外的电路的一个已经没用的断路开关被放置在了那里。线路系统早已经发展了而且比童年时的要强固很多,可是那个陈旧的断路开关可能还会关闭掉电路,纵然没有存在真实的、现今的超负荷危险。

治疗师的职责是去确定在电路中的问题的性质。然后,我们或者是修复那个电灯泡、强化线路系统、提供新的断路开关,或者是当神经症存在时,找到那个有毛病的、没用的断路开关,并且允许新的跟成年人的需求更加相称的一些开关的安置。

使问题复杂化的是,一些心理问题主要并非由于防御,而是由于大脑其他部分的功能不足导致的。譬如,人们的感受也可以使他们自己不知所措,使他们组织想法和专注的能力崩溃。诸如专注和想法的组织这些功能的腐蚀并不是由防御引起的[参阅第四和第六章,还有作为例外,作为防御的*自我退行*(28)]。但是如果人们去上他们很讨厌的课的时候迟到了,然后教授奚落了他们,那么他们可能是在*回避*上课,而且或许甚至还通过*招致惩罚*(41)来防御性地减轻自己的内疚感。

当你治疗某个人的时候,熟悉一些常见的防御会是一个很好的想法,以便你首先可以找到它们。接下去,你将必须作出决定,到底是解释那些有问题的防御是如何工作的——动力学治疗(参阅第五章),还是提议新的防御——支持性治疗(参阅第七章)。了解是什么东西诱导产生了防御活动也是一个很好的主意。我们将会在第一章中仔细研究这一点。

第一章 关于防御机制的一些普遍概念

首先让我们概括一下防御机制和不愉快情感的定义,然后我们才进一步来描述防御机制的许多特性及其功能。

防御机制和不愉快情感的定义

防御机制是指从意识层面消除不愉快情感成分的一种心理操作。

不愉快的情感包括焦虑、抑郁和愤怒。焦虑是由不愉快的感受加上对可怕事件的猜想构成。而抑郁情感是由不愉快的感受加上对可怕事件的发生的看法构成(C. Brenner, 1982a)。愤怒则是由不愉快的感受加上想毁灭某人或某事物的想法构成(C. Brenner, personal communication, 1990)。对于上述每一种情感反应来说,这些想法的内容可能源自童年任何一个发展阶段到目前为止所拥有的感知和记忆,而且可能是以现实为基础,或是以想象为基础,也或者是两者兼有。

防御机制的触发情况

正常人或"一般意料之中"的人(Hartmann, 1939)

对于正常人(E. Jones, 1942)来说,一个非常强烈的情感可能预示着会摧毁(或压倒)一个人的思维、组织能力、注意力等心理功能。弗洛伊德(1926)从更专业的角度,把那些对思维、组织能力、注意力等自我功能造成干扰的情感定义为"创伤性"的。

AB 是一名 39 岁的女性,因为婚姻问题来找我治疗。她回忆说她发现其丈夫将大麻藏在主浴室内的药柜子里。她压制(有意识地将想法驱离思维)自己的愤怒直到她的两个孩子(13岁和15岁)都睡着以后,才向丈夫表达她的种种忧虑:担心丈夫的健康,担心孩子的安康,担心丈夫会被拘捕或被起诉,担心丈夫吸毒后神志不清时干下蠢事,以及担心受到公开羞辱。她也对丈夫这种为孩子树立不道德和违法行为榜样的做法表示反对。当丈夫维护自己抽烟的权利时,她"失控"了。她开始哭泣,但后来自己停住了。

第二天中午,当她在园艺店里为屋前院子挑选花卉盆栽时,AB先生打电话到她手机上,说自己正在家里等她,并提醒说他们原本约定当天在孩子去上学以后,两人在家进行一次"火辣的性约会"。她表示自己把这件事完全忘记了,并且因为自己使丈夫失望而感到内疚。

在上述情况里,AB女士首先是*压制*(31)她的愤怒(有意识地),但是当丈夫对自己的忧虑表现出不讲道理的反应时,她的愤怒和抑郁由于其强烈程度而变成"创伤性"的。于是她在没有意识到自己行为的情况下,建立起了其他多种防御机制。她*压抑*(25)了那次"火辣的性约会",这样做既缓解了她的愤怒而同时也表达了她的愤怒(一种折衷形成)。她使用了*投射性认同*(4)——通过给她丈夫制造严重的挫折感来缓解自己因丈夫没有体贴自己的心意而造成的挫败感。她与*攻击者认同*(35),即用其丈夫对待自己的方式(忽视她的意愿)来对待丈夫。她拒绝了丈夫的性邀约,并把注意力*置换*(19)到女性特质的元素上(用于花园的花),*象征性地*(20)重申自己的女性特质。她由此*压抑*(25)因丈夫无视自己的忧虑而觉得自己被冒犯的感觉。她也*隔离*(13)(关掉)了自己对于这段婚姻所感受到的沮丧感。

当我向她指出在她忘记跟丈夫的约会而专注于花卉的这件事情上很显然地有着以上几种含义时,她对自己对丈夫的愤怒和自己的内疚有了更多觉察。她在愤怒和内疚之间的冲突也导致了她在面对丈夫的争论时变得*被动*(62)。在几天之后的回访谈话中,她汇报说她已经向丈夫说明,由于丈夫顽固坚持进行违法、自我毁灭的药物滥用行为,自己对这段婚姻感到生气和沮丧。她的面质使得其丈夫反思自己的固执行为,尤其是考虑到对自己处于青少年时期的孩子的潜在不良影响。于是,她丈夫向她道歉并且放弃了吸食大麻。

精神病和边缘型人格

在那些有精神病或边缘型人格的人身上，即使轻微的情感也可以使自我功能崩溃。在那些疾病中，情感容忍度和自我力量原本就不太好（Kernberg, 1975）。

DB先生，25岁，在他的童年时光里一直都遭受他母亲的严重忽视。对于哥哥对他的欺负母亲从来不加干预。此外，在他上初中的时候，他亲眼目睹了处于青春期的姐姐进行卖淫活动。从15岁开始，他就酗酒。所有的这些因素（即，指向哥哥的巨大而强烈的愤怒，因目睹姐姐的性活动而遭受的过度性刺激，以及在整个青春期就以酒精作为情感调和剂致使自我力量的发展受到干扰）已经使得DB先生在情感容忍度方面出现严重缺陷。

如今在大学里，当被要求完成一项额外的作业时，他认为是自己的无法集中注意力和组织（整合）自己的思维而被人针对，因此感到非常愤怒。他无法学会怎么样去驾驭自己的强烈愤怒和抑郁情感，他防御性地指责其女朋友（投射性责备）（5），因为她曾经鼓励自己上大学。他也变得自大（63）（认为自己因遭受不公待遇而想要举报教授），并开始酗酒（通过物质滥用来防御）（69）。

换句话说，由于（自我）在情感容忍度方面的受损，一般的压力如一项额外的家庭作业（导致愤怒）将使得他被盛怒的情绪所淹没。于是，病态的防御机制被启动，以便减轻自己因体验到专注力和整合能力方面的（自我）功能受损而产生的羞耻感。

神经症

对于患有神经症的人（包括恐惧症、转换障碍、惊恐障碍、强迫思维、强迫行为、一些冲动障碍、一些抑郁障碍），其自我力量（参阅附录二）可能是足够的。但是，一个情感反应的强度即使只是很轻微的，这个情感反应的一小部分也将扮演一个信号（Freud, 1926; C. Brenner, 1982a）。当特定情境出现，致使他们回忆起（通常是无意识地）过去真正被情绪淹没的情境时，这个信号性的情感反应将触发他们的防御机制。

瑞妮，34岁，感到容易恐慌。她认为她的焦虑来源于最近自己想要生育宝宝的愿望。她不敢把这个想法告诉她的丈夫，因为他们最初曾协议好不要怀孕。而且，瑞妮也不想变得"依赖"丈夫的收入。她注意到，在她青少年时，曾经必须怎么样乞求父亲才能换得零花钱,而她是如何地讨厌这么做。

我指出她似乎认为她的丈夫会像她父亲那样吝啬。瑞妮意识到自己这种对丈夫的看法,对于一贯对她都表现得很大方的丈夫来说是不公平的。经过一段简短心理治疗的干预疗程后(几个月),瑞妮向丈夫提出了关于生孩子的这个话题,而结果是她丈夫对这个想法感到很兴奋和开心。(关于该案例更完整的说明,可以参阅 Blackman,2001,174—177 页)

在该案例中,瑞妮通过使用缄默(59)、回避(61)和假性独立(72)等防御机制来保护自己免受因对丈夫移情而产生的焦虑困扰。换句话说,她这种信号性的焦虑,虽然实际上不会造成巨大的心理崩溃,但却导致了病理性防御机制的产生。

有意识与无意识的防御

情感的关闭就像呼吸一样。人们通常不会意识到这些调节机制(无意识的防御)的存在,但他们也可以有目的地掌控这些调节机制(有意识的防御)。事实上,防御机制可以通过有意识和无意识两种方式运作,人们可以有目的地去使用它们,抑或无意中就使用了它们。

进行精神分析命名时,防御机制的有意识使用与无意识使用有时候是通过采用不同的术语来实现区分的。例如,*压制*(31),是指有目的的忘记,而*压抑*(25)是指无意识的忘记。同样地,*搪塞*(23)是指有目的的说谎,而*虚构*(24)则是发生在一个人无意中的歪曲事实。就像上面谈到的,AB 女士开始时是压制自己的愤怒,后来她则是压抑自己要离开丈夫的愤怒想法。

基本与辅助的防御

在成年人中,基本防御方式通常都是*压抑*(25)和*隔离*(13)(情感)。根据布瑞纳(C. Brenner, 1982a)所说,所有的情感反应都有两个组成部分:感受和想法。感受可以是愉快的或不愉快的,而想法则可以是有意识的或是无意识的。压抑是用来描述一个人的大脑自动地将(一个情感的)想法部分地从意识层面关闭掉的现象。隔离指的是大脑将感受从意识层面关闭掉,但不必然关闭想法。至于其他的防御方式,一般来说,都是用来支持压抑、隔离,或两者兼有的辅助防御。Kernberg(1975)对于这个一般性的规则却有另外的见解,他立论认为,对于那些被他诊断为边缘型人格的人来说,这些人是以分裂(8)作为他们的基本防御方式的。

适应性与不适应性

绝大部分防御机制的使用都可以表现为适应性或不适应性两种。事实上,在治疗过程中心理治疗师应该只向当事人点明那些适应不良的防御机制。不适应性的防御机制群会造成强迫性思维、恐惧症和干扰对客观处境的应对方式["合得来"(Hartmann, 1939)]。治疗师在辨认那些有害的防御时,通常会考虑在治疗过程中将这些防御方式呈现给当事人以引起其注意——这种技术被分析师称为"面质"(见第五章)。

　　一名会计师,由于她的完美主义、理智化(45)以及坚持对工作细节管理上的仪式化(12),她从未在工作中遭遇麻烦。但是,她丈夫因受不了她的完美主义而使这段婚姻面临瓦解。治疗师于是将她那些强迫性的防御方式呈现给她以唤起她的注意,同时间接暗示她那样做是在保护自己远离一些不愉快的感受。

紧急突发与慢性持续的防御

防御机制的使用在紧急事件中很常见。在此情况下,一个人受到了一个让人崩溃的情感的威胁(不管这个威胁是真还是假),然后他就尝试移开这种情感。但是,也有一些人会经历慢性持续的防御活动,表现为经常指责别人或者不断地说个没完。

　　当孩子的手指意外地被外门切断时,他父母的紧急防御机制就会被激发。他父母会体验到严重的焦虑、自责和抑郁情感。他们的紧急防御机制则阻止那些剧烈的情感干扰他们的判断、预测、现实检验以及精神运动性活动。其父亲能在隔离(13)不愉快感受的同时计划一系列反应动作。其母亲则会考虑伤情预后(理智化)(45)。他们俩都压制(31)着恐惧。其父亲会沉着地开车将孩子带到急诊室,而其母亲则冷静地(逆恐行为)(44)将冰敷在孩子的伤指上。①

他们不能放任他们那些惊慌和恐怖的感觉直至他们的孩子安全地被送到急诊室医生那里照看。他们的防御机制保护着他们的自主自我功能以便他们可以迅速地作出送院治疗(现实检验)的决定(判断,预测),并且在运送(精神运动)途中保护好孩子。最终,孩子的手指得救了。

前意识自动行为(Hartmann, 1939)是一种在象征性情境中慢性发生的防御机制的组合。

J先生,一位电机工程师,在他快要失业的时候来向我咨询。他抱怨他的同事都很懒惰而又不讲规矩。他觉得自己即使遇到一点点违反不重要规定的操作也必须进行汇报。我很快就明白到他用了一种吵吵嚷嚷且又令人反感的方式来这么做。当我指出他这种抱怨的方式会引起别人不喜欢他,而且他的说话方式令人反感时,他回忆起自己曾经亲眼目睹他母亲如何忍受来自他父亲的言语暴力(这在他看来是一种罪过)。她母亲曾经告诉J先生她多么希望自己可以勇敢地面对他的父亲。

J先生与受害者认同(36),使得他采用了他母亲希望自己能采用的行为方式(主动地面对错误)。与此同时,他不认同(53)她的被动表现,变得主动[转被动为主动(64)]。他还对公司产生了移情(79)(无意识地把公司当成了那个爱辱骂人的父亲),这阻止了他记起自己曾经对父亲感受到的愤怒和害怕。另外,他采用了与攻击者认同(35)来为自己对父亲的愤怒进行辩护:如今J先生爱在言语上辱骂他人。此外,他把自己对父亲的愤怒置换(19)到其他人身上。

他这种在他看到规矩受到扭曲时起作用的、表现为令人反感的面质举动的慢性前意识自动行为,包含了他下面几种防御活动:挑衅(41)、冲动化(68)、不认同(53)、与受害者(36)和攻击者(35)认同、移情(79)、置换(19)以及转被动为主动(64)。在经过一系列关于他的防御方式和情感反应的面质与解释后,他意识到了自己的不当行为,并且终止了这些行为,最终使他能够获得并保持着一份新的工作。

---

① 例子取自于1974年M. Sottarelli(M.D.)在L.S.U.医学院的一堂讲课中。

防御机制与防御活动

安娜·弗洛伊德（Sandler 和 Freud，1983）把"防御机制"，比如投射，定义为用来应付情感反应的一种心理工具，类似于使用铁榔头来捶打钉子。"防御活动"则是一个比较广义的术语，它包含了任何被使用到的其他机制，就像使用鞋子来捶打钉子。例如，自慰是一种与性快感有关的活动，它可以被防御性地用来缓解抑郁或焦虑（Marcus 和 Francis，1975）。

即使更加复杂的行为也可以被用来防御。例如，当前总统罗斯福的妻子和母亲在 1884 年的同一天死去后，他离开纽约到达科他州的荒原里做了超过两年的牛仔（White House，2002）。至少从某种层面来说，他这种突然改变的行为似乎是他有意识地在尝试缓解（防御）自己严重的哀伤。

在另外一个例子中，一名花花公子要求购买抗抑郁药物，尽管实际上他很清楚知道这类药物会影响他的性能力。在他多次纠缠他的女治疗师给他开药后，他的治疗师终于意识到，并向他解释，他其实希望治疗师惩罚自己以缓解他对通奸行为的内疚感（Blackman，2003）。换句话说，他对药物的需索和使用属于一种防御。

单纯性防御与特征性防御

有些防御机制是简单而独立的，比如理智化（45）：在一个宴会中，某人可以通过谈论最近他看过的一本书来缓解自己的社交焦虑（Slavson，1969）。

相比较而言，特征性防御方式无处不在、慢性而复杂。它们往往还同时涉及其他方面的心理功能。纡尊降贵就是个例子，它包含了投射（1）、自大（63）、贬低（50）、认同（34）和分裂（8）。对信徒角色的假设则是一个比较微妙的特征性防御。许多人会尝试把他们的治疗师看作是无所不知的个人宗师来回避痛苦的情感反应。

防御机制的冲突解决与发展特点

绝大多数防御机制是用来管理因内心冲突而产生的情感反应。但是有些防御似乎也能对建立正常心理结构起重要作用而不仅仅只是被用来抵挡情感反应。在婴儿生命早期,父母慰藉式照顾的内射(2),除了安抚(防御)婴儿的情绪风暴,也似乎对发展孩子情感容忍度的自我力量很有必要(Lustman, 1966;Tolpin, 1971;Kernberg, 1975)。

在潜伏期(6—10 岁)时对父母价值体系的认同,不只是保护儿童远离对父母惩罚而产生的惧怕,它也帮助儿童建立一个重要的心理结构:超我(C. Brenner, 1982a)。事实上,价值观、理想观和批判能力(超我)都是非常受生命历程中的认同所影响的。在童年和青少年时期,对理想老师、教练和媒体人物的认同会有强大的影响。在成人期,对导师、雇主以及组织的价值认同可以影响人的价值观。约翰·迪恩(John Dean, 1976)在他的自传中讲述到自己在水门事件丑闻里的角色时,详细地阐述了作为成年人的自己因对尼克松、哈特曼以及亚列舒曼的理想化(49)和认同(34),使自己价值体系逐渐堕落的过程。

防御对防御

除此以外,防御机制也可以把任何心理内容或心理功能包括性和不友善的欲望、良心的责备以及现实感知排除在意识以外。有时,一种防御机制甚至可能会阻止另外一种防御机制被意识到,就像一个人在克制着自己的慢性幽默(51),而这个幽默其实在阻止他觉察那些悲伤的情绪。

Greenson(1967)已经指出,虽然一些人在治疗过程中经历阻抗,但他们不会对此承认。他把这称为"阻抗对抗",通常是防御使然。

一名 35 岁的男士在他初次来访时迟到了 20 分钟,他在道歉的同时解释说他忘记了这次的约见直到最后一分钟才想起。当我试图向他解释说,他的忘记可能暗示着他对是否咨询我还有其他想法时,他坚持表示这是一个"毫无意义的失误"。随后的咨询时间里面,在他回忆起他对先前治疗师的批评和受挫时,我终于能够顺利地指出他倾向于认为他忘记与我的约见是毫无意义的,因为这样他就不必面对自己由于担心我会像他先前的治疗师那样令人失望而产生的恐惧。

防御群的形成

防御机制通常以组或者群的方式发生(见第四章)。典型的防御机制群发生在以下病理状态中:

1. 犯罪心理变态(罪犯和其他反社会型病人):搪塞(23)、投射性指责(5)以及合理化(42):

"我没有杀她。我甚至不认识她。检察官说如果我认罪了,我将会被拘禁一段时间而不是被送上电椅——这就是为什么我会坦白的唯一原因。而且,我对于自己被捕感到非常不安,我不知道该说什么……"

2. 边缘型人格结构:否认(6a)、投射性认同(4)、理想化(49)、失区别(7)、贬低(50)、自大(63)以及分裂(8):

"我丈夫是个白痴!不像史提夫。他太妙了!他能明白到在我的生命中需要有两个男人。史提夫会告诉我该做什么,而我会照做因为我同意他的意见。我丈夫只配亲我的屁股!这周末我将跟史提夫呆在一起,而我的丈夫可以照顾孩子们!为什么不应该是我在控制改变呢?我怎么会想去死呢?"

3. 歇斯底里
a. 表演亚型:压抑(25)、一种情感对另一种情感(57)、社会化(46)、戏剧化(67)、移情(79)、自我功能的压抑(48)以及饶舌(60):

一名新的来访者第一次晤谈开始时说道:"见到你真是太好了,C医生!我知道你丈夫是安德森的会计师。要经历这次丑闻一定非常困难。那么,我的问题怎样?这件事那么令人尴尬……我们真的需要讨论这件事吗?我肯定你已经听过更糟糕的了……你看上去这么沉稳和这么世故!"

b. 转换亚型:压抑(25)、象征化(20)、躯体化(65):

在与妻子激烈争吵后,一个男人感觉他的手臂失去了力气。

c. 恐怖亚型:3a 或 3b 加上投射(1)、置换(19)、象征化(20)以及回避(61)(见第四章):

4. 强迫性障碍：投射（1）、置换（19）、象征化（20）、具体化（52）、隔离（情感的）（13）、反向形成（11）、撤消与仪式（12）、完美主义、过度准时、吝啬、理智化（45）、合理化（42）、对自己或他人过度苛责（15）以及评论性判断的压抑（48）。

5. 抑郁症：将愤怒和/或批判转向自身（15）、反向形成（11）、口欲力比多退行（27）、自我功能的抑制（精神运动和演说）（48）、惩罚的挑衅（41）、与受害者认同（36）以及与丧失的客体认同（37）。

发展过程中的出现

许多防御机制最初是出现在儿童发育期的特定阶段。到成年时，这些防御绝大部分可以混在一起被使用，而不管它起源于什么时候。换句话说，一个成年人可以同时使用饶舌（60）和理智化（45）（这些都开始于潜伏期）、性交（成年生殖器期）、与理想形象或客体认同（34）（青春期）以及投射性指责（5）（肛欲期），就像以下例子：

一个抑郁的男人用甜言蜜语（饶舌）把一个女人弄上了床（性交作为一种防御），这是他那个"酷"哥哥曾经采用的手段（与理想形象或客体认同），他这样做以后就可以感到不那么抑郁。随后，当这个女人想要留下过夜并和他一起吃早饭时，他就谴责说她这种表现是病态依赖（投射性指责和投射）。

折衷形成或者"多重功能法则"

（Waelder, 1936; C. Brenner, 1982a, 2002）

虽然防御活动是阻止心理活动功能的某些方面（通常是一个情感反应）被自身意识到，但防御本身也可能带有其他意义并且提供其他功能。举个例子，如果你认同一个你崇拜的人（一个理想化客体），那么你就会减轻自己因竞争性敌对而产生的愧疚感，与此同时还满足了自己想变成像他一样的愿望。因此，从理论角度来讲，防御除了是折衷形成（一个同一时间既表达情感反应也防御情感反应的复合心理形成）的一部分，防御本身也是一个折衷形成。

记住这个法则将有助于治疗别人。例如，你向一位女士解释说她的沉默是她对其母亲的一种认同，而这种认同帮助她回避对母亲的愤怒。她回应道："那么，我的不说话也让你感到烦恼吗?"在这里,她的认同(沉默)不仅会消除她的敌意,同时也被设计来激怒你,以此表达她的敌意。

摘　　要

防御是一种心理活动,它通常是用以防止各种各样的念头、强烈欲望、情绪甚至是其他的防御进入到意识中;有时,某些防御方式,比如认同,也可以被用于心理结构的发展。当人们的自我力量不足时,防御就会被正常情感反应触发,也会被信号性情感反应和创伤性情感反应所触发。防御的使用可以是有意识的或是无意识的;而且可能对环境适应或者高度不适。它们经常被用于紧急情况下,但是也可能是慢性持续的,就像在一些神经症症状(焦虑和抑郁)中。当它们形成集合,防御机制群将能够解释很多精神困扰的原因,按照多重功能法则:防御是心理冲突解决方案的一部分,与此同时防御本身也是折衷形成。

记住这些关于防御活动的一般概念,我们现在可以继续进入第二和第三章去了解101种常见防御方式的定义。在那之后,我们将陈述关于防御的理论是如何被运用在诊断、可治疗性评估、支持性和动力性治疗技术,以及自杀风险的确定中。

表 2.1　101 种防御机制的简明定义
（根据它们在发展中首次出现的大约顺序排列）

口欲期(0 岁至 3 岁)

1. 投射(Freud, 1894; Willick, 1993)　你将你自己的东西归结在别人身上。

2. 内射(Freud, 1917; A. Freud, 1936, 1992; Sandler, 1960; Meissner, 1970; Volkan, 1976)　你形成一个他人的影像。

3. 幻觉(Garma, 1969; Arlow & Brenner, 1964)　你看见或听到一些你试图不去思考的东西——愿望、意见、幻想或者批评——不具有现实检验。

肛欲期(1.5 岁至 5 岁)

4. 投射性认同(Kernberg, 1975)　这个术语有三种常见使用方式：

a) 投射了如此多的你自己在另一个人身上以至于你对他或她产生巨大的曲解。

b) 刺激他人使他产生如你的不愉快情感("苦难的恋爱伙伴")。

c) 刺激他人使他产生如你的不愉快情感,加上表现得像那个曾经使你感觉如此糟糕的人一样。

5. 投射性指责(Spruiell, 1989)　你因为自己的问题而不公正地指责他人。

6. 否认(A. Freud, 1936; Moore & Rubinfine, 1969)　假定你自己已经感知到了现实(现实感是有功能的)。否认有四个种类：

a) 本质否认：即使有大量的证据证实其存在仍对现实加以否认。

b) 行为上的否认：通过行为象征性地表达出："那个令人厌恶的事实并非真的！"

c) 幻想中的否认：坚持错误的信念那么你就不必看到现实。

d) 言语上否认：使用一些特殊的字眼使你自己相信现实的虚假性。

7. 失区别(自体—客体融合)(Mahler, 1968)　你变成了他人要你成为的那个样子。

8. 分裂(Kernberg, 1975)　你把某些人看成是完全敌对的(McDevitt, 1985),而把另外的人看成是完全可爱的。或者,你现在痛恨你爱过的魔鬼。

9. 泛灵论(Freud, 1913; Mahler, 1968)　你把人的属性赋予非人类实体上。

10. 去生命化(Mahler, 1968)　你所看到的那个人不是人类,所以你不需要担忧。

11. 反向形成(A. Freud, 1936; Gorelik, 1931)　你感觉到相反的。

12. 撤消与仪式　你违背自己的良心(超我)。或者你做一些自己感到内疚的事情,而后用另外一种象征性的行动惩罚自己来赎罪。

13. 隔离(情感的)(C. Brenner, 1982a)　你没有觉察到情感的感觉。

14. 外化(Glover, 1995)　你认为"社会"会批评你,而事实上是你感觉到内疚。

15. 转向自身(Freud, 1917；A. Freud, 1936)　你对某人感到生气,但是却反而攻击/杀死你自己。

16. 消极主义(Levy & Inderbitzin, 1989)　你拒绝合作,并且居高临下地对待他人。

17. 分隔(Freud, 1926)　你阻止自己进行联结。

18. 敌意的攻击(Symonds, 1946；McDevitt, 1985)　你进入争斗状态以掩藏不愉快的感受。

第一生殖器期(2 岁至 6 岁)

19. 置换(Freud, 1900a；Arlow & Brenner, 1964)　你对一个人有某种感受,但是把它转移到了另外的人或情况上面。

20. 象征化(Freud, 1900a；Arlow & Brenner, 1964)　你赋予心理功能的某些方面不合理的涵义。

21. 凝缩(Freud, 1900a；Arlow & Brenner, 1964)　你把完全不同的相近的想法焊接到一块儿。

22. 幻像形成或者做白日梦(Raphling, 1996)　你有意识地想象一个忧愁或愉快的情景,并且知道那是一个幻想。

23. 搪塞(Karpman, 1949)　你为了一个原因而故意撒谎。

24. 虚构(Spiegel, 1985；Target, 1998)　你在没有意识到的情况下撒了谎,以缓解低自尊感。

25. 压抑(Freud, 1923；Arlow & Brenner, 1964)　你忘记了没有想要忘记的想法。

26. 否定性幻觉(Wimer, 1989)　你对于就发生在你面前的令人忧愁的事件视而不见。

27. 力比多退行(性心理退行)(Freud, 1905, 1926)　你对性和独立自强感到害怕,所以你反过来变得依赖(口欲)或者顽固(肛欲)。

28. 自我退行　这个术语有三种使用方式：

a) 对功能造成干扰:你的自我功能或自我力量停止发挥作用,以至于你无法感受到某些不愉快的事情。

b) 倒退回较早期的防御机制：你开始使用出现于发展早期阶段的防御机制。

c) 无能的防御活动：你的防御未能关闭情感，而这种失败通过惩罚你来减轻内疚感。

29. 现时退行　你把注意力放在早年的时光以便不去想到当下的冲突。

30. 形态学退行(Freud, 1900a; Arlow & Brenner, 1964)　你通过做梦来回避痛苦的现实。

31. 压制(Werman, 1985)　你故意试图忘记。

32. 与幻想认同　你表现得像你喜爱的英雄一样。

33. 与父母潜意识或意识中的愿望/幻想认同(Johnson & Szurek, 1952)　你做你父母禁止的事情，把他们堕落的愿望付诸行动，然后受到惩罚。

34. 与理想形象或客体认同(Carlson, 1964)　你像某个你认为伟大的人一样思考和行动。

35. 与攻击者认同(A. Freud, 1936)　你以虐待的方式对待一个人，因为有人曾经用虐待的方式对待过你。这保护你免于感觉到愤怒。

36. 与受害者认同(MacGregor, 1991)　你通过允许或者寻求自己的受害来表现得像另外一个人。你这样做是作为一种救赎的愿望或者是为了竭力摆脱你自己的愤怒或内疚。

37. 与丧失的客体认同(Freud, 1917)　你表现得像一个失去了的所爱的人一样。如果你保存纪念品而且从来没有去哀伤，那么你已经得了"确实的病态哀悼"(Volkan, 1987a)。

38. 与内射物认同(Sandler, 1960)　你使一个内射物成为你超我的一部分。

39. 对攻击者的诱惑(Loewenstein, 1957)　你以性或者谄媚的方式诱惑某个人以缓解恐惧。

潜伏期(6 岁至 11 岁)

40. 升华(A. Freud, 1936)　你从事于一个象征性地代表着一种幻想的活动。

41. 挑逗/挑衅(Freud, 1916; Berliner, 1947; C. Brenner, 1959, 1982a)　你使他人跟你发生性关系或者惩罚你，或者两者兼有之。

42. 合理化(Symonds, 1946)　你制造借口来缓解紧张，通常是在否认某些现实之后。

43. 穷思竭虑　你"过度分析"和"绞尽脑汁"试图解决问题。

44. 逆恐行为(Blos, 1962, 1979)　你越是害怕什么,你就越去做什么。

45. 理智化(A. Freud, 1936)　你非常投入且苦恼于一个异常的行为理论中。

46. 社会化与疏远(Sutherland, 1980)　你用你的社交能力来分散你的注意力使你远离痛苦的想法。

47. 自我功能的本能化(Hartmann, 1955)　你给一种自我功能赋予象征性的含义(例如,"洗碗是女人的工作"不合理地把某种类型的工作等同于性别)。

48. 自我功能的抑制(Freud, 1926)　你本能化的自我功能跟内疚发生冲突,以至于你关闭这个功能[例如,你无法阅读因为阅读被等同于禁止的性活动(Anthony, 1961)]。

49. 理想化(Kernberg, 1975; Kohut, 1971)　你过于看重某人,因为：

a) 自恋(Freud, 1914a)：减轻因为你的缺陷而引起的羞愧感。

b) 自恋(Kohut, 1971)：你将一个人跟你自己高估的自体影像("自体客体")融合在一起。

c) 爱：为了不体验到失望。

d) 移情(Freud, 1914b)：他们就像你幼年时的一个美好的父母那样。

50. 贬低　你瞧不起某个人为的是维护你自己的自尊。

青春期和以后——第二生殖器期(13岁至20岁以后)

51. 幽默(Zwerling, 1955; Vaillant, 1992)　你用到处开玩笑的方式来避免痛苦的感受。

52. 具体化(Blos, 1979)　你停止使用抽象化思维(你所拥有的)；你责怪某种"化学失衡"或者寻找一种病毒来避免想起人际关系使你感到的苦恼。

53. 不认同(Greenson, 1968)　你试图让自己不跟你的父母之一相似。

54. 团体形成(Freud, 1921)　你围住你自己以防止性冲动。

55. 禁欲主义(A. Freud, 1936)　你避免跟人们接触。

56. 同性客体选择　你的同性"伙伴"会缓和对异性刺激的恐惧。

杂类

57. 一种情感对另一种情感(Ackerman & Jahoda, 1948)　你把注意力放在一种情感上面以回避另一种。

58. 高度抽象化　你滥用理论。如果你还否认并重构现实,那么你多半是精神病性的。

表 2.1　101种防御机制的简明定义　◎　19

59. 缄默　你停止讲话以避免被看穿。
60. 饶舌　你说得太多,但是并不详细或切题。
61. 回避　你远离某些情境因为它们产生冲突。
62. 被动　你在面对攻击时自动采取一种依从的或者唯命是从的态度。
63. 自大感/全能感(Freud, 1913; Kohut, 1971; Kernberg, 1975; Lachmann & Stolorow, 1976; Blackman, 1987)　你是上帝送给地球的礼物,拥有特殊的力量。
64. 转被动为主动　"你不能开除我;我辞职!"你控制你自己的受害。
65. 躯体化(Kernberg, 1975; Deutsch, 1959)　你把注意力集中在自己身上以避免跟口欲、性欲或敌意冲动之间的冲突。
66. 正常化(Alpert & Bernstein, 1964)　你使自己相信你是正常的,尽管存在着明显的精神病理。
67. 戏剧化　你在自己的言谈中注入了情绪以缓解关于未被注意的冲突。
68. 冲动化(Lustman, 1966)　你利用性、进食或者敌意来缓解紧张或不愉快的情感。
69. 物质滥用(Wurmser, 1974)　你用调合物来镇压不愉快的情感。
70. 黏人(Schilder, 1939)　紧紧地抓住一个拒绝你的人。
71. 哀怨　不停地抱怨,你没有看到自己愿望中的幼稚的特性受到照顾。
72. 假性独立　你变成了独行侠,不允许任何人帮助你。
73. 病理性利他主义(A. Freud, 1936)　事实上是投射和与受害者认同:你否认口欲欲望,并把它投射到贫困者身上,然后代理性地感到被滋养。
74. 点煤气灯(Calef & Weinshel, 1981; Dorpat, 2000)　你导致别人变得精神失常或相信他们自己是精神失常的。
75. 最小化　你意识到一个痛苦的现实但却有意地轻视这个现实。
76. 夸大(Sperling, 1963)　你在某件事情上渲染得太过头了。
77. 普遍化(Loeb, 1982)　为了不去憎恨某个人,你把他看成是邪恶集团的一部分。
78. 现实重构(Freeman, 1962)　你重塑一个状况,在否认现实之后。
79. 移情(Freud, 1914b; A. Freud, 1936; Loewenstein, 1957; Marcus, 1971, 1980; Blum, 1982)　你将对既往情境和人际关系的记忆转移到一个当下的人身上。然后你使用旧的防御来忘记过去,或者通过象征性地再次经历它或改写结果来征服它。

80. 解离 （1）你忘记了关于你自己的完整面貌。如果你把它命名为 Butch，你多半是精神病性的（Frosch, 1983；Gardner, 1994）。（2）你让某个人来定义你，然后驳回他或她的想法（Whitmer, 2001）。

81. 恐光症（Abraham, 1913） 你对光回避，以回避你的窥视色情癖（偷窥）冲动。

82. 冷淡（Greenson, 1949） 你对于参加到一个活动中没有任何特别的兴趣。

83. 恐吓他人—欺凌（Knight, 1942；Blackman, 2003） 你使他人处于戒备状态中以缓解你自己的焦虑。

84. 弥补不足（Ackerman & Jahoda, 1948） 你驱逐那些比你更加整合的人。

85. 心因性抽搐（Aarons, 1958） 抽动以缓解紧张/愤怒。

86. 内省（Kohut, 1959；Fogel, 1995） 你全神贯注于一些内在沉思以缓解紧张或回避外在现实。

87. 有保留的同意（Abend, 1975） 你表达了部分的同意，作为一种回避叛逆情绪的方式。

88. 自我弱点的本能化（Blackman, 1991a） 你给自己在情感容忍度或冲动控制方面的弱点赋予了一个性别内涵（雄性的或雌性的）。

89. 不真实（Akhtar, 1994） 你伪造事实，大概是习惯性的。

90. 超合理性（Spruiell, 1989） 你使用现实检验和次级过程来回避情感。

91. 含糊（Paniagua, 1999） 你隐藏细节。

92. 超唯美主义（Paniagua, 1999） 你陷入美和真理中，回避现实或情感。

93. 肤浅 你毫不犹豫地说着话，但是并没有想要表达很多。

94. 躯体暴力（Glasser, 1992） 你"作废了这个客体"，终止你的仇恨。

95. 与受伤客体认同（Kitayama, 1991） 你仿效自己所认识的受伤小鸟（而且有时候是所爱的）。

96. 形式上的退行（Freud, 1900a；Blum, 1994b） 你停止用逻辑的、时间导向的思维。

97. 超警觉 你总是随时留意着，即使是在完全没有必要时。

98. 时间置换到未来（Akhtar, 1996） 你想象着"只要……"或者"有朝一日……"

99. 疲劳 你感到疲惫，但是你没有躯体疾病。

100. 率直（Feder, 1974） 你诚实而且坦率，但是这点掩饰了你实际的想法和情感。

101. 将自我批判转向客体 你批评其他人而不是训斥你自己。

第二章 出现在性心理口欲期、肛欲期以及第一生殖器期的各种防御机制

先让我们重申一遍这个大体规则：防御是指从意识层面消除不愉快情感成分的一种心理操作。（"情感"在精神分析术语中是表示一种情绪。）

在浏览下面这些定义时要记得，通过使情感的某部分变得无意识，任何防御都可以实现对情感的减轻作用。而且，很多时候你会发现成群的防御一起发生作用。

同时也要记住，为了对心理功能有个完整认识，除了防御机制，我们还要评估其他方面，比如：驱力的活动（食欲、性以及攻击性）；情感的经历（焦虑、抑郁、内疚、羞愧、喜悦、愤怒）；超我的活动（自我惩罚倾向、价值观、理想观、可靠性、守时性、责任感）；自主的自我功能[整合能力、逻辑思维能力、演说能力、感知能力、现实检验能力、抽象力、自我观察能力、判断力、业余爱好和技能（自我兴趣）；自我力量（情感容忍度、冲动控制、幻想的包容度）]（见附录二），以及客体关系能力（共情、热情、信任、一致、亲近以及关系中的稳定性）（见附录三）。

病理性精神症状（例如幻觉、恐惧症状、强迫冲动以及转换障碍）的发生取决于驱力、情感、超我、自主的自我功能、自我力量、客体关系与防御之间的相互冲突方式。解决这些各种各样冲突的最终共同路径被称为"折衷形成"。在有关心理问题的案例中，我们讨论的是"病理性折衷形成"（C. Brenner，2002）。在以后的章节中我们将会对折衷形成有更多了解（另外参阅第一章）。

在下面许多临床例子中，[1]常会涉及一种以上防御机制；不过，我已尝试选择那些能突出正被讨论的防御机制的例子。在下面的防御机制的罗列中，防御机制的讨论按照它们第一次出现时大约的性心理阶段来进行排列。但是在它们第一次发生的性心理阶段结束以后，这些防御机制不一定会消失。事实上，成年人可以以任何组合方式

---

[1] 这些例子中所有的辨识信息不是被移除了就是被极端地掩盖了。

来使用这些防御机制。我选择了用一种随意的风格，而且常常是以第二人称方式来描述这些防御机制（例如，与攻击者认同意指你以别人对待你的方式来对待别人），因为我发现一般情况下这样对于读者和作者来说都比较容易。

口欲期（0岁至3岁）

1. 投射（Freud, 1894; Willick, 1993）

你将你自己的情感、冲动或者愿望归结在（你心理表象里的）另外一个人身上，扭曲了你看待这个人的态度。

如果在现实检验能力中也存在这个缺陷，那么结果就是"精神病性投射"。投射会由于自体—客体区别的不足而加重。偏见的产生，部分原因来自人们将他们对自己身上存在的所不喜欢的特性，投射在一个群体上面。①

D女士报告说，来就诊前的一天她认为她上司生她的气。她说上司要自己准备一份备忘录并马上交给他，这对她来说有些困难，因为她当天还有其他任务要完成。当天她比她原先期望的时间较晚才交出这份备忘录。她的上司没有对她的不准时明确显示出任何不愉快，但她却一整晚没合眼，担心自己让上司生气了。

在简短的讨论后，事实证明她才是真正对他人生气的那个人，因为当上司明明知道她有其他任务要照管，还希望她快速转变到备忘录的事情上，她觉得这是不合理的。她把她的愤怒投射到她上司身上并设想他正为她这事发狂。

提示：

通常来说最好在人们治疗早期就让他们面对自己的投射，以便他们看到投射是怎样发生的。否则，大量扭曲的想法会持续保存在他们的脑海里，特别是关于你作为治疗师的。例如，对某些以"今天很糟糕吧"的问题来问你作为谈话开场白的人，你可以回答"或许是你经历了糟糕的一天，但是你却宁愿认为是我"。

---

① 其他促成偏见形成的一些防御包括对其他群体的贬低，与有偏见的群体的领袖和其他成员认同，对投射的批评的普遍化，现实检验的退行，以及对有偏见的群体外部的竞争性敌意的置换。这些防御稍后讨论。

> 更为重要的是,如果一个人质问道:"你为何这么有趣地看着我?"你即时的回答应该类似于这样:"完全没有。然而,我注意到你看我的眼光有些奇怪。看起来好像你正把某些自己实际的想法和感受归结到了我身上。"一个有能力明白这种面质的人,将更易于服从这种内省导向的治疗。

2. 内射(Freud, 1917; A. Freud, 1936, 1992; Sandler, 1960; Meissner, 1970, 1971; Tolpin, 1971; Volkan, 1976)

通过使用自我功能的感知觉、记忆和整合,你在脑中建构了关于另外一个人的形象;就是说,你看到一个人,并记住了你所看到的,然后你对自己的感知觉和记忆进行了组织。所形成的这个"心理表象"(也被称为"内心形象"或者"客体表象")可以被用作想象和情感的靶目标。

内射经常被认为是"心理结构"的组成部分。我们认为母亲[①]在婴儿生命中的第一年所给予的安抚式照顾,不明就里地被婴儿所兼并(被内射),而从那时起婴儿就继续逐渐地内射母亲的形象以发展他的自我安抚能力。因此,理论上来讲,内射对于控制和延迟能力(自我力量)的发展是有贡献的,特别是在情感容忍度和冲动控制方面(见附录二)。

如果你是把内射作为一种防御(为了避开一些情感反应),你就变成跟你脑海中另外一个人的形象相似的一个人。一些分析师把认同定义为内射的更持久凝聚(Meissner, 1970, 1971)。Schafer(1977)进一步将这些过程的变迁称为内化。[②]

Z先生在他父亲虐待式地责备他之后,反复感到有自杀的想法。我曾向他解释,他实际上是感到有谋杀父亲的想法,但是由于他对父亲的依赖,转而把这种愤怒投向了自己;这导致他想到杀害自己。Z先生乐于想象通过自杀,从而引起羞辱性头条新闻来摧毁他父亲的政治生涯。他同意我对他的解释说,杀害他自己将只是惩罚了自己,就连亲眼目睹他父亲下台的满足感他都不会有,因为他那时候已经死了。

[①] 我使用了母亲一词来泛指那些关心儿童的如母亲般抚育孩子的个体,而没有使用像"主要养育者和看护者"那种使用不便的措词。换句话说,母亲指的是任何实际上可能的心理学意义上的母亲。
[②] Volkan(1999)最近表达了一种偏爱,即停止使用这些重叠含义的专门名词,而选择使用一些固有的词汇,例如"领会"、"变得像",或者"表现得像"。

过了两个星期。一天早上,在度过周末之后当我刚到达办公室时,发现Z先生在我的答录机里留了一条信息。他说:"布莱克曼医生,我还活着都是你的错。我父亲又一次羞辱了我,于是我坐进了车库里的车,并且正开始转动钥匙。但是随后我想到你会说,因为我对我父亲感到狂怒而这样伤害自己是'愚蠢'。待会见。"

在这种情况下,我对Z先生这种转向自身的防御机制的动力性解释只是起了部分效果。他还没有完全整合我的解释。取而代之的,他维持了我和我关于杀害他自己只是徒劳无益的谈话对他的内射。我的内射显然告诫了他不要做任何"愚蠢"的事情,并为他重申他自己的生命是值得某些人(我)努力的,而不像他父亲那样。正是这种富有同情心的积极肯定(相对于动力性解释)明显地阻止了他的自杀企图。

3. 幻觉(Garma, 1969; Arlow & Brenner, 1964)

精神病性的人会看到或者听到一些念头,这些念头不仅仅不真实,而且象征着那些他们在尝试不去思考的东西——愿望、意见、想象或是批评。而且,他们还无法辨识出他所看到或者听到的其实是他们自己的想法,因为他们在现实检验、现实辨别、抽象化以及初级过程的包容度(Kernberg, 1975; Holt, 2002)方面的自我功能是不起作用的。如果他们这些自我功能是可以运作的,而他们也不是精神病性患者,那么我们将使用"错觉"或"白日梦"等词语来描述他们的感知(视觉的、听觉的)、感觉(味觉的、嗅觉的、触觉的)、思维(命令、浓缩幻想)、自责痛苦(批评)以及记忆(听觉的、视觉的)。

肛欲期(1.5岁至5岁)

4. 投射性认同(Kernberg, 1975)

这个术语通常被用于三种情况:

a. 你在另外一个人身上看到太多的你自己(性格特征及防御)以至于你对他或她产生巨大的曲解。

b. 透过行为或态度,使他人受到激发而产生一些你不喜欢在你自己身上出现的情感体验("苦难的恋爱伙伴")。

c. 透过行为或态度,使他人受到激发而产生一些你不喜欢在你自己身上出现的情感体验,以及表现得像那个曾经激发你讨厌的情感的人一样。

UU 小姐是一名 23 岁的抑郁单身女性,她讲述了她与父亲的关系中的问题,她父亲总是无理地攻击她。在一次晤谈中,她对我进行了批评因为我迟到了一分钟。她说:"你竟然把我当作没有脊椎的动物!你知道因为我父亲对待我的方式,我是无法忍受等待的,而你现在却让我一直在等!我不喜欢你用你的心理学伎俩来操纵我!我要求你道歉!"

在她谩骂的时候,我感觉自己受到了不公平的指控,但同时我也觉得为自己辩解将是徒劳的,因为她看上去如此无理。幸运的是,我认为我的情感反应提示了那是对她使用了投射性认同的一个反应。因此我对她说:"我现在感觉好像我遇见了你父亲!"

我这样评论是因为我意识到她已经成功地使我体会到很多过去她面对父亲对她无理发怒而她又无法为自己辩解时曾经有过的感受。后来的分析工作显示她这样对待我的一个动机是,为了减轻(防御)她害怕我将无法理解她感受的那种情绪。通过在我身上注入一种无助的愤怒感,她可以感觉到至少有人知道她所经历过的事。其他的防御也在这里呈现了,比如与攻击者认同(她对我所做的是她父亲曾经对她做过的)和置换(把对她父亲的愤怒转移到我身上)。但是,投射性认同似乎是最有害的,因为它促进了不信任感,所以我决定首先诠释它(见第五章)。

提示:
有些人在治疗中会表现得让你觉得自己对他们感到反感。Akhtar(2001)把这一点归入到他关于自杀人群的危险信号的清单里面(见第八章)。你可以认为他们或许在使你体会到他们的感觉,但你必须检验你的假设,因为这只是根据归纳推理的。处理这种问题的一个好办法是,可以如此这般地说:"我有种印象,你在用某种方式试图控制你自己以便你不会不满或恼怒。这样说有道理吗?"

5. 投射性指责(Spruiell,1989)
你对某件让人苦恼的事情负有责任,但你通过指责其他人而不必让自己感到不负责任或疏忽。

晚上 9 点半,一位父亲从他上网的书房里出来,发现他那个已经学龄期的儿子一直都在玩"任天堂"而没有完成他的家庭作业。这位父亲用指责的态度对母亲说:"为什么吉米还没有完成他的作业?"这位母亲刚与她的一位客户结束了一段冗长的通话并放下电话,于是回嘴说:"我很忙!为什么你就没有去管他做作业呢?"

这种机制常常在很多家庭中发生,而且它通常遭到被指责的人以重申事实来驱散,并随后补上一句:"所以,不要指责我!"

6. 否认(A. Freud, 1936; Moore & Rubinfine, 1969)

这是大脑具有的、不对现实状况进行注意的一种方式。说人们在否认现实,就是暗指如果不是因为防御的话,他们将会看到现实。这里有一个很重要的诊断性区分是,要区别那些有现实检验能力缺陷(可能是精神病性)的人和那些能够看见和理解现实但拒绝这样做以化解冲突的人(通常不是精神病性)。

与否认相关的精神分析和心理学文献就像乡村音乐那样多如牛毛。[1] 安娜·弗洛伊德描述了否认的四个种类:

a. 本质否认:对现实的否认,即使有大量的证据证实其存在。例如,即使已有证据呈现证实了德国在二战期间,对600万犹太人、天主教徒和吉普赛人犯下暴行,但有一些作者仍然声称大屠杀事件从未发生过(大屠杀教育研究,2002)。

临床上来说,否认的防御机制是一种普遍发现。严重的酗酒者通常不只是把他们酒瘾的严重性最小化,而且他们可能完全不允许自己甚至去承认他们已经染上酒瘾。戒酒团体(AA)[1]在他们最初接触酗酒者时会利用无意识防御机制的理论,列举所有种类和方式的证据来说服酗酒者,指出他不仅染上了酒瘾,而且他还在否认染上酒瘾的事实。

Bornstein(1951)第一个指出了潜伏期年龄的儿童是如何否认他们自己的情感的现实。例如,他们可能会哭,但是当他们被问到他们是不是苦恼时,他们说不是。

b. 行动上的否认:通过行为象征性地表达出:"那个令人厌恶的事实并非真的!"例如,一对美国夫妇把他们的船划向格林纳达岛(他们的"行动"),这是在他们听到里

---

① Pam Tillis(2000)歌颂要继续忠于一个撒谎的、骗人的男朋友:"每个人都叫我克娄巴特拉吧,因为我就是否认界女王。"

根政府发出的警告指出岛上有好战分子后。这对夫妻在发现有武装的人在等着他们之后感到很震惊。于是他们意识到那个警告是"真的",并且就在美国海军上岸前逃跑了。

c. 幻想中的否认:坚持错误的信念来回避去面对通常是令人感到恐怖的现实。例如,"每个人都有他们好的一面。虽然他强暴和杀害了一个5岁的小女孩,他还是可以被拯救的"。

d. 言语上否认:利用一些特殊的字眼像魔法般地使你自己相信现实的虚假性。我相信以下的一个临床小插曲,阐明了这种防御方式是如何在一个信托处境[2]下被一名受雇于政府心理健康诊所的筛查员所使用的。通常,筛查员的引入是为了对精神病人的非自愿住院的必要性提供参考意见,在精神科医生作出了初步诊断认定病人对自己或他人存在危险之后。

几年前,政府引入这些筛查员的目的是为了保护精神病人的民事权利。但是,我们很多人根据经验都知道,这个系统存在一个它无意导致的结果,那就是它给待测病人提供了时间去撤消先前的自杀或他杀评估报告。如果筛查员过于刻板地遵循承诺标准,而没有慎重地考虑评估医生对病人防御方式的评估结果,那么被病人伪装了的真正危险将可能受到忽略。法律和程序上强调的"迫近的危险性"可以导致一个筛查员建立言语性否认的防御方式。

Y先生,48岁,被送入了一家精神病院。原因是他在跟妻子性交的时候把他的妻子掐得昏过去了。当妻子醒来时,穿着睡衣她就逃到了邻居家里并打了报警电话,警察随后就来领走了Y先生并把他带到医院。

进行评估时,Y先生说他对自己攻击了妻子感到很懊悔,但是也对妻子不佩戴婚戒感到生气。然后他坚持要离开医院,并宣称不会再去伤害他的妻子,因为他相信妻子会回到他身边。但他的妻子已经离开了他,同时心理评估师预见到Y先生的杀戮性愤怒将会重现,一旦他幻想中的否认(他的妻子会回来)破灭了的话。一个见证了评估过程的护士对Y先生开出了一份临时留院单,以便把他继续留在医院里。

稍后在同一天,当政府筛查员来看他的时候,Y先生拒绝说那句魔法般的话,"我迫切地要杀死我的妻子",而是声称自己感到很懊悔因为自己做的一些事情很"愚蠢"。筛查员使用了言语上的否认,对心理评估报告上所阐明的评估师关于Y

先生幻想中的否认的意见置之不理,并且拒绝批准 Y 先生的初步强制性住院的留院申请。

因此,Y 先生回家了。稍后他开车去了他岳母家,他妻子所住的地方。当时他的妻子正在遛狗,他走向妻子并跟她说话,试图说服她跟他一起回家。当妻子拒绝他的请求并且开始逃开时,他朝她背后开枪,将她杀死了。随后,他一个人在一间汽车旅馆房间里,开枪自杀。

7. 失区别(自体—客体融合)(Mahler, 1968)

你变成了他人要你成为的那个样子以避免令你困扰的情绪出现,常见的是对丧失的恐惧。

在《西城故事》[3](*West Side Story*)(Laurents, Bernstein, Sondheim 和 Robbins, 1956)中,主人公托尼就使用了这种防御机制。为了避免一场与敌对团伙之间的暴力斗殴,托尼决定安排一次"公平决斗";然而,在他爱上玛利亚之后,他知道她对此是很反对的。虽然他并不糊涂,但是为了避免失去她的爱,他放弃了自己的个性并变得像她一样——理想化地相信爱可以战胜所有暴力。他使用的这种防御机制使他取消了"公平决斗",取而代之的是尝试让两个敌对团伙彼此爱护。具有讽刺意味的是,他这种不现实的态度,导致了他最好的朋友的死亡,以及后来他自己的死亡。

失区别可以跟被动(相对于进取)和与攻击者认同联合在一起发挥作用。在这种时候,一个人会变得易于被狂热的宗教领袖所摆布。

8. 分裂(Kernberg, 1975)

患有精神病或者边缘型人格结构的人倾向于把一部分人看成是完全地怀有敌意(McDevitt, 1985),而另一部分人则完全地亲切可爱(精神病患者的现实检验力、跟现实的联结,以及整合能力比边缘型个体的受损程度更严重)。这些精神失常的人将每个内射都"分裂"为两部分——完全可爱的一半对比完全可憎和破坏性的另一半——然后就把别人都体验为只是拥有分裂了的可爱的或者可憎的部分。因此,这些分裂者通常认为某个特定的人要么是只有爱要么是只有敌意,而不能看到绝大多数人有可能同时具有可爱和可憎的品质。

分裂和投射促成了下面这首儿童诗:

> 小女孩是由什么做的？——糖、香料以及一切美好的东西！
>
> 小男孩是由什么做的？——蛇、蜗牛以及小公狗的尾巴！

在另一种变式中，一些边缘型人格和精神病性患者会把一个个体的所谓"好"与"坏"的内射分裂开来，并且在同一个个体身上看到两种极端，但是是分别在不同的时间里——前一天是美妙和像天使一般，后一天就像恶魔一般残酷。Kernberg(1975)描述了边缘型人格结构的人是如何使用分裂来防御他们因识别出另外一个人的（整合的）"完整客体"特性和复杂性而产生的焦虑。①

提示：

要当心那些在你还没有做出任何治疗性干预前就赞美你治疗能力的人身上存在的分裂（分裂＋理想化）。过后很快地你就会变成一个欺骗他们的卑鄙的笨蛋（分裂＋贬低）。当你碰到这些防御时，最好是尽早给予解释，比如说："你希望我像史密斯医生所说的那样优秀，因为，我想或许你会有些紧张——如果我不是的话。"

9. 泛灵论(Freud, 1913; Mahler, 1968)

把人的属性赋予非人类实体上，以此来防止人类的沉沦。一个人会给他的宠物石子洗澡，对他的植物甜言蜜语，跟他的炉子争吵，和躲避他的电视机。

虽然这种机制在成年精神病人中比较突出，但是在正常小孩身上也很常见，他们会认为他们的玩偶或者玩具动物是有生命特性的。几千年来，许多宗教信仰都把生命特性赋予了那些没有生命的物体和偶像。至今，即使是在西方文明社会里，也有很多人会拜访灵媒，并且相信，作为一种对悲伤的防御方式，水晶球可以跟逝去的爱人"通话"或者可以以逝去的爱人的声音来讲话。

---

① Kernberg[就像Jacobson(1964)、马勒(1968)和科胡特(1971)所做的一样]也使用弗洛伊德的"客体情感投注"的"经济理论"来将分裂与性欲和攻击性驱力愿望的"去融合"(A. Freud, 1956)联系在一起。这是一个非常复杂的理论，它本质上牵涉到一些寻常的、无意识的方式的废除，这些方式是在关系到所爱之人的时候，性欲将会跟攻击在折衷形成中一起携手运作的方式。这个理论的一些变迁无法令人满意地在本书中被论及，而且这个理论在精神分析师人群里是有争议的。关于那些跟Kernberg的观念对立的看法，可参阅Abend、Willick和Porder(1983)。

10. 去生命化(Mahler, 1968)

如果别人不把你看成是人,那么他们就不需要担心是否信任你。

一个我治疗中的男人对我说他不喜欢在我办公室以外的地方看到我,因为这使他想到我"是一个真实的人",也就意味着,对他来说,不可预测和很费力。他喜欢把我看作"更像只是一个医学动物,而不像是一个具有生命的真实的人"。

这种机制在精神病和严重自恋性人格障碍患者中常见。

有趣的是,对敌人的去生命化也发生在战争中。在二战时,同盟国把日本人看作是"黄祸"。这种防御机制的变迁——将敌人看成非人类——被巧妙地描绘在经典电影《天涯知己》[4]（A Majority of One）(LeRoy, 1961)里,电影中在二战结束后不久,一个在战争中失去了儿子的犹太裔美国寡妇,被一个也在战争中丧失亲人的日本男人追求并最终爱上对方。

11. 反向形成(A. Freud, 1936; Gorelik, 1931)

你将某件事转向了它的反面。常见的是,你是如此的友好以至于你无法说出自己是生气的。

一个男人以嬉笑的方式描绘了他童年的一段记忆,那是关于他母亲拿着长绳追着他满院子跑要打他的情景。当他在描绘这种身体上的虐待时,他没有意识到自己对母亲的任何愤怒或者任何愧疚。

他对母亲是有愤怒的,而且随后他还意识到他也为这种愤怒感到愧疚,因为他知道母亲很努力地抚养他长大并且要他能够明白是非。由于他的愤怒和愧疚之间的这种冲突,他建立了几种防御机制,包括情感隔离(不会感觉到愤怒或者愧疚),幽默(对虐待进行嘲笑),以及反向形成(对他母亲感觉到爱而不是愤怒)。

完美主义、吹毛求疵、小气都牵涉到反向形成。拥有这些个性的强迫性人群常常怀有无意识的反叛性冲动(粗鲁),口欲依赖有关的愿望(懒惰和贪婪),以及苛刻的自我批评(性情暴躁)。相反地,反向形成使他们分别表现得过度有礼和准时、工作狂般和吝啬,以及过于冷静。

由于他们的愤怒和自我批评之间的冲突,一些强迫性的人会受到那些"玩弄"准时和斯文的精神变态者的欺骗。真诚和深交的朋友可能会因迟到或者不完美而被拒绝,因为当防御被瓦解时完美主义者会变得很生气(和被冒犯)。

对病人表现得"友善"也可能涉及到反向形成,特别是如果治疗师意识到被激怒的时候。

防御性的"友好"结果成为治疗师X医生一个突出的机制,当她附和一个跟她在做治疗的男病人A先生对抗抑郁药物治疗的要求时。虽然她对A先生的要求感到恼怒,但是X医生在跟A先生进行治疗晤谈时并没有意识到这点。在督导时,X医生意识到她使用了反向形成以及其他的一些防御机制,而她答应A先生对药物治疗的请求并造成了A先生的一些性功能失调,实际上并不是如此"友好"(Blackman,2003)。

事实上,X医生对A先生的要求的顺从,避免了她察觉到自己对他的报复性敌意。

12. 撤消与仪式

撤消可以指你违背自己的良心(超我)以便把你从被自己道德驾驭的感觉中解脱出来。例如,一名大学一年级的女生跟一个小伙子在一次大学联谊会的派对中发生了性行为,以证明自己不再是高中时的那种爱伪装讨好人的乖乖女。

撤消也可以发生在强迫性仪式当中,此时你象征性地做一些自己感到内疚的事情来对抗你的良知,而后又用另外一种象征性的行动惩罚自己来赎罪。据说有时候后面的这个行动会神奇地"撤消"前一种行为。

一个9岁的男孩总是坚持要在洗完脸后上床睡觉前把水龙头擦拭干净。然后还要重复检查水龙头以确保它们没有滴水。在治疗中,当我指出他的做法似乎是在保护自己时,他回应说自己实际上是在保护他的家庭,特别是他那个不会游泳的母亲,因为滴水的水龙头会引起水灾并可能淹死每个睡梦中的人。我们可以明白到当他清洗和重复检查水龙头的时候,他其实是试图以象征性的"撤消",来避免他对苛刻的母亲和冷漠的父亲产生的极度愤怒感而衍生的内疚。

13. 隔离（情感的）(C. Brenner, 1982a)

你从意识的觉察中移除了（不知道你自己在这样做）对情感的感觉（思维内容则可能还逗留在意识中）。

一个女人实事求是地告诉你关于她丈夫已经超过三年没有跟她做爱的情况。她丈夫每天都在早上5点就走出家门，并且在晚上11点后才回家，然后会喝一杯马丁尼酒。他不会去看孩子或者她，而只是去睡觉。虽然她温和地描述说感觉到"有点烦恼"，但是她并没有察觉到自己轻描淡写的屈辱和乏味所带来的不愉快感觉。

14. 外化(Glover, 1995)

一种特殊形式的投射，即你把自己内心的一部分体验成你的"外界"。你可能认为某些人或者"社会"会批评你，而事实上是你感觉到自责。

临床上，这是对治疗极为常见的阻抗方式。很多人在进入治疗时会对某些事情感到内疚。他们常常会先说一些这样的话，如"你大概会认为我是一个糟糕透顶的人"，或者"你大概要告诉我说我疯了"，然后再透露一部分自己的那些令人难堪的行为。心理治疗师的回应应该顺着这样的策略："听起来似乎你预计我会是一个苛刻的人。可能是你感觉自责，所以你也以为我会批评你。"

> **提示：**
>
> 治疗中的人常常会在初始晤谈时表现出外化，在他们变得缄默(59)以前。他们可能会相信你将会，或者你已经对他们带有批评的看法；他们的想象是建立于他们转嫁在你头上的超我的外化上。如果这种防御方式出现在早期治疗中时治疗师能注意去识别，将会很有帮助，因为它给治疗带来一个强大的、但同时也非常容易解释和解决的阻抗(Glover, 1995)。
>
> 此外，当人们自责的时候，需谨慎，不要马上试图通过鼓励他们或者说服他们不应该感到那么自责（支持性技术）来消除他们的内疚感；换句话说，说出"哦，你真的不应该对此感到那么内疚"可能并非一个好主意。切记，令他们感到内疚的有可能是一些卑鄙的行为——内疚不一定都是反应过敏。
>
> 对外化这种防御机制的解释可以帮助人们明白自己是如何避免察觉到他们的内疚感的。这种理解，在意识里整合以后，可以使他们决定停止再去做那些

自己感觉内疚的事情。反之,他们也可能裁定自己的内疚感是不理性的并且应该允许自己去享受那些曾经引起他们内疚感的活动。

15. 转向自身(Freud, 1917; A. Freud, 1936)

有自杀倾向的人不喜欢自己对其他人感觉到暴烈的愤怒。取而代之,他们把愤怒发泄在自己身上。

有一回,在跟一个从墨西哥来的有自杀倾向的女患者进行面询时,我(以西班牙语)向她解释了她的自杀念头代表着一种她把不允许自己对前夫感觉到的愤怒转向她自身的防御方式,具体是这样说的:"我想你会希望把自己杀了,因为你不愿意想到自己对他的愤怒(西班牙语)。"她回应说:"不,医生。我不只是生气。我是暴怒。不,是狂怒。不对,是……(一个最高级别的形容词,必须使用到"怒胆"的"火气"这种古老的概念——在现代英语中没有匹配的词语)。"

提示:

几乎全部的自杀企图和许多有自杀意念的案例都会牵涉到将愤怒转向自身(见第八章)。跟任何怀有自杀想法的人去讨论这种防御机制都将会很有价值。

16. 消极主义(Levy & Inderbitzin, 1989)

你拒绝合作,这样可以让你不必与其他人靠近。

一名42岁的男人到你这里来咨询,因为是他的母亲"逼迫"他来的,甚至还亲自开车送他来赴约。他觉得自己会在"不久"的将来就要自杀,但不说是什么时候或者怎样做。当你建议他到精神病院住院治疗时,他拒绝了。当你指出他只是吓唬着说要自杀时,他就说他并非真的想这样,而且不认为会发生在"今天"。你建议了一些药物治疗,但是他说他不想要任何药物,也不想见任何精神科医生或者其他治疗师。

17. 分隔(Freud, 1926)

你阻止自己进行联结(不整合),因为把事物摆在一起象征着一些糟糕的事情。这种对整合的*抑制*[一种防御,见(48)]有异于整合性缺陷,但是看起来有点像是一回事。

  W 小姐,今年 28 岁,有异性交往方面的问题。在晤谈中,她说自己邀请了约会对象在午夜时去裸泳。从游泳池回自己住所的途中,她充满了恐惧,因为那位男士试图要跟她做爱。她"感觉很好",因为她通过拒绝进行性行为来"表达了自己的感受",而且对方没有任何争论就离开了她的住所。她现在希望她的治疗师能为她感到高兴,因为她能坚持主见。

  这位治疗师对 W 小姐接近男人的方式很关心,但是不确定该如何有技巧地处理这件事,因此在我做督导时把这个案例呈报给我。我建议治疗师要使 W 小姐注意到自己没有将跟男人裸泳和她不打算进行性活动的对象这两件事整合在一起,因为男人很可能把这个行为看成是做爱的前戏。我觉得这个面质应该可以澄清 W 小姐是在整合方面有缺陷抑或是在使用分隔。

  我认为如果 W 小姐的回应是攻击治疗师,因为治疗师的行为就像她约会过的那个男人一样,"总是以为所有事情都跟性有关",那么 W 小姐可能是有整合性缺陷的。在那种情况下,一种支持性的治疗手段,即表达出理解她在男性和性两方面存有困惑和愤怒后,不再进一步解释,将可能是最好的方案。治疗师也可以就 W 小姐的果断给予表扬,然后建议她不要再去裸泳如果她不想引诱对方。

  然而,我认为如果 W 小姐对这样的面质感到震惊,不明白自己为什么会做了那些如此愚蠢的事情,并进一步探询自己的动机,以及可以看到自己的行为缺乏条理,那么治疗师很可能在应付的是分隔这种防御机制。

  一周以后,治疗师在督导中汇报说对她的面质使得 W 小姐的观察自我增加了。W 小姐看到了她对于自己的性冲动有那么多的负罪感,以至于她只能(通过裸泳)部分地依从这些冲动来行事。与此同时,通过分隔她减少了自己的负罪感:将自己的行为从自己的性欲望中分割开,而这样也有利于维持她性愿望的压抑。此外,她们也觉察到 W 小姐将她对自己性愿望的指责投射到了那个男人身上。

  一段时间后,治疗师汇报说 W 小姐对这些折衷形成的领悟使得她的判断力有了戏剧性的进步。

18. 敌意的攻击(Symonds, 1946; McDevitt, 1985)

"目标导向"(McDevitt)的挫败感会引起敌意的攻击。这种敌对状态随后可以被用来避开不愉快的感受和想法。

  一名29岁的男士在治疗中羞怯地承认,当他的妻子穿了一件性感睡衣上床时,他生气地奚落她是"穿着妓女服"。这个评论使妻子非常苦恼,以至于她走开了并独自睡在他们的客房里。
  我们分析他对妻子的性邀请所表现出的敌对态度是无意识地企图把她推开。换句话说,事实上确实把她赶走了的这种敌对状态,扮演了一种防御机制来避开他对亲密和对性功能的多重焦虑。

第一生殖器期(2岁至6岁)

(Galenson & Roiphe, 1971; Parens, Pollock, Stern, & Kramer, 1976; Parens, 1990)

19. 置换(Freud, 1900a; Arlow & Brenner, 1964)
你是对某个人有一些看法,但是却把它体验到其他人身上。

  一个女人的11岁的孩子把他的历史作业忘在了学校里。她马上对着孩子吼道:"你就像你爸爸一样,老是忘记东西!"

她为自己丈夫的漫不经心感到沮丧已经持续了很长时间,她把这种沮丧感置换到了她孩子身上。

20. 象征化(Freud, 1900a; Arlow & Brenner, 1964)
你赋予心理功能的某些方面特殊的(有时候是不合理的)涵义。例如,你实际上害怕开车过桥因为它们代表了你想离开你丈夫的愿望,以及你对于那种敌意抛弃的愿望所遭致的惩罚(死亡)的负罪性恐慌。于是你梦见自己在法国里维埃拉海滩上裸着身子,跟一头驴子用一对连裤袜在拔河。在这个梦的象征里面涵盖了你所回避的认为你丈夫在性方面像个蠢驴的想法。

21. 凝缩(Freud, 1900a; Arlow & Brenner, 1964)
你毫无逻辑地把完全不同的想法、影象、客体表征,或者相近的或象征性的心理功能等联系在一块儿。

  V先生看见一辆凌志汽车停放在他的治疗师的停车位上,并猜想这辆车是属于他的治疗师的。当他看见治疗师时,V先生说:"我喜欢你的车。就是那辆凌志汽车,是吗?"

这就是一种凝缩。V先生认为治疗师是富裕的,这是因为他的一种负性的(敌意的)对父亲的移情(79)(V先生的父亲很贪婪)。V先生也相信拥有凌志汽车的人肯定是富裕的,因为一辆新的凌志汽车价钱昂贵。然后,他把这两种观点联系在一起得出一个结论,那就是这辆车是属于治疗师的。V先生面对这件事时除了用到凝缩,还用了社会化(46)(对汽车的讨论)和反向形成(11)(对关于车的态度是友好的而非进行比较的),以便保护自己避免察觉到他对治疗师的负性移情(79)。

22. 幻像形成或者做白日梦(Raphling, 1996)

你在意识中想象一些事情,但是你知道那是一种幻想。这种幻想(或白日梦)可能会满足一些愿望,把你从痛苦的现实中带走,或者减少愧疚感。

  一个女人报告说她在反复的"幻想"中看见春天里一片舒适的、"朝气蓬勃"的青葱草原。原来她是在防御自己因未婚先孕而产生的羞耻感,她认为这件事是她的"肮脏的小秘密"。她讨厌自己为了没有避孕就在牧场里性交结果导致怀孕的这件事,感到如此的羞耻和愤怒。

Renik(1978)报告了Weinshel的一个关于一名女性的案例,她产生一个幻像,看见办公室墙壁上的一幅日本画中,在一个分叉处有一块区域凸起来。这个幻像避免了她对她的男性分析师的阴茎产生好奇心而引起的羞耻感。

23. 搪塞(Karpman, 1949)

有意识地撒谎。这种很普遍的防御机制经常被心理健康从业者所低估。撒谎是那些重罪犯的特点,而且习惯上还伴随有投射性指责(5)和合理化(42)。

此外,我们也惯常在性潜伏期前的儿童、在青少年和在难堪的成年人身上看到防御性的撒谎。一些社交性的小谎话(例如,"抱歉我们不能组织这个派对,我们无法找到一个保姆")常常被认为是合乎道德的,而且甚至被用来教育孩子以便保护他们不受社会的排斥。如果人们在社交方面都表达他们"真实的感受"(即他们的消极想法和意见),他们可能会对其他人造成自恋受损(冒犯)。换句话说,撒谎可以是一种高度的病态也可以是一种"正常"(适应的)防御,视具体情况而定。

法国剧作家莫里哀,在其作品《厌世者》[5](*The Misanthrope*)中,嘲弄了这种区别。就在弗林特声明你应该有礼貌地对待那些对你客气的人之后,他的朋友阿尔切斯特就争论道:"……我谢绝这种过于殷勤而不作任何分辨的好意……把所有人都视为朋友的人绝非我的朋友。"(莫里哀,1992,第 2 页)

弗林特回应道:"……但是当你生活在一个社会里,作为一般的惯例需要最好就是表现出礼貌。"阿尔切斯特强烈地反驳道:"……我们的感受永远不应该隐藏在那些徒劳的恭维底下。"弗林特于是教训他:"有很多地方那些真诚的坦白将会变得荒谬,甚至不会被允许……隐藏你真实的感受是一种明智之举。向成千上万的人说出你对他们的所有看法,这样的举动合适且考虑周到吗?而且当你碰到你讨厌或不喜欢的人,你会告诉他你真实的想法吗?"阿尔切斯特回答道:"是的!"(莫里哀,1994,第 24 页)。

> **提示:**
>
> 有时候那些撒谎的人体验不到实质上的羞愧感或内疚感(超我的功能)。如果是这种情况,那么他们通常是无法治疗的。然而,对于那些有超我功能的人,搪塞可以是对抗超我焦虑的一种防御并且可以被解释。超我的扭曲可以因此被纠正。
>
> 有一回我面质了一个我正在评估的 10 岁小男孩,我告诉他我知道他在撒谎说自己在学校表现良好(他离婚了的妈妈已经另外告知了我)。他笑了,承认自己被我"逮住了",并且供认自己就像父亲一样,原来他的父亲因为犯有白领冒名罪而被关在监狱里。在我的帮助下,这个小男孩进一步明白到,他的撒谎——跟他对父亲的认同有关——是保护他以免他因为被"抛弃"而对自己父亲感到丧失和愤怒。
>
> 换句话说,他并没有去面对自己对父亲的愤怒,因为父亲的违法行径把父亲从自己身边带走了。反而是,他认同了自己的父亲,并且变成一个撒谎者。

24. 虚构(Spiegel, 1985; Target, 1998)

Blatt(1992)定义这个机制为:"……一种开始时准确的知觉后来在广泛的、不现实的、自大的、个人的阐述和联想中变得迷失。"(第704页)他把虚构描述为,它的发生跟自我缺陷("不现实")和防御("自大")有关。

更明确地说,虚构作为一种防御会(受无意识的驱使)以不假思索的说谎来呈现,它通常是为了缓解由于忘记了事情的细节而引起的低自尊。自恋性人格者,包括"似乎"类型者(H. Deutsch, 1965),是出了名的会虚构。一些冒名顶替者的伪造是相当的自发的。然而,虚构最常发生于大脑损伤者,比如阿尔兹海默氏症患者,他们有定向力和记忆力方面的缺陷。①

一名患有阿尔兹海默氏症的86岁妇人由她的照料者带来做咨询,因为她总是在屋子里让烧开的热水壶在炉子上沸腾,而她又是独居的。她还在自己住的大楼里迷路。当我跟她讨论这些定向力和记忆力衰退的问题时,她说:"我没有迷路。大多数的时间里我只是随便走走。有时候我会忘记了一些小事情,因为我心烦。"

有趣的是,她所使用的精神分析理论中的压抑(她忘记了烦心的事情),其实是*虚构*(编造一个假的答案,但她自己相信)、理智化(使用一个错误的理论)和合理化(找借口)的一种组合。

25. 压抑(Freud, 1923; Arlow & Brenner, 1964)

你把一个情感的思维内容无意识化。(记住,情感有两个组成部分——感受和想法。)你并不知道你在压抑一些事情。反之,如果你刻意地去忘记一些事情,那么你是在压制它。

在惊恐发作时,人们会感到紧张不安,他们会汗流浃背,而且他们的心脏会怦怦跳,但是他们常常无法回忆起引发这些反应的想法。然而,他们会抱怨感到"紧张"。换句话说,这种焦虑的不愉快感受在意识中留下,而触发这种感受的想法却没有。②

---

① 在韦尼克-科尔萨科夫综合征(酒精相关医务委员会,2000;Meissner, 1968)中通常是由于跟严重的酗酒相关的硫胺素不足所致,但有可能是由于其他类型的大脑损伤(Weigert-Vowinckel, 1936)所致。虚构可以完全是由大脑损伤所造成,而不是由对抗大脑损伤所产生的情感的防御所造成。
② 因为我们知道想法是折衷形成,如果心悸和呼吸过度引起一个恐慌者想到他或她将要死掉的话,这也许就是一个线索,提示着那些启动了惊恐发作的压抑想法,牵涉到对作为充满内疚感的敌意或性愿望的结果的死亡惩罚的畏惧。间隔地,在惊恐发作时的濒死幻想(也)可能是由换气过度引起的缺氧不适所激发。

弗洛伊德在早期(1900a)，根据他对有转换症状和性功能紊乱的病人的研究数据总结出，压抑导致了受社会蔑视的性念头被忘记，继而造成了性冲动被转变成焦虑。换句话说，他首先立论认为压抑导致了焦虑。后来(1923,1926)，他发现自己把顺序颠倒了。焦虑事实上是由牵涉到性或攻击的内心冲突引起，而压抑是大脑可以建立起来以缓解焦虑的众多心理防御机制中的一种(Arlow & Brenner, 1964)。今天，我们知道压抑可以被用来避开任何情感的思维内容，包括抑郁性情感(C. Brenner, 1982a)和愤怒。

26. 否定性幻觉(Wimer, 1989)

你对发生在你面前的真实事件视而不见，因为它令人苦恼或者它象征着一些令人苦恼的事情。

一名已经进行了几个月心理治疗的39岁男性问道："在墙上的那幅画是新的吗？"当我澄清那幅画不是新的时候，他说道："真有趣。我之前从来没有注意到它。"他后来联想到自己是多么地讨厌去他的岳母家，因为离他有一天的车程那么远。我可以向他指出他对地图的"视而不见"是跟他想回避自己对岳母的敌意有关。

27. 力比多退行(性心理退行)(Freud, 1905,1926)

由于神经症，你无法忍受自己一直想到性和独立自强——它们令你觉得内疚。所以，取而代之地，你表现出幼稚，并且避免自己变得性感或具攻击性。

力比多退行有五种基本类型：回到口欲期，肛欲期，第一生殖器期，潜伏期和青春期(第二生殖器期早期)。在任何一个时期的儿童都可以把他们的功能转变到一个较早的时期——比如一个受过如厕训练的4岁孩子(在第一生殖器期)，就在他的弟妹(令人不安地)出生以后，突然又开始在衣服上遗屎遗尿和变得执拗(肛欲期退行)。

一个面临中年危机的自恋男人，在努力地消除自己由于对衰老和性能力发愁而引起的高度不愉快感，开始变得像青少年那样思考问题——一种回到第二生殖器期早期功能的退行。他买了一辆"很酷"的看起来像阴茎的汽车，傍着一个年轻女友,并且穿了耳洞来讨好她。

那些不知不觉陷入对口欲满足(抱持、喂养或者任性地要求减轻焦虑感)的盼望,和抱怨感觉"无助"、依赖和无序(所有的这些有可能暗示着边缘型人格成分)的人,可能是在使用力比多退行为口欲期功能,以便回避因性欲或敌对愿望而引起的内疚。

一名31岁的已婚主妇来咨询我,因为她埋怨自己吃得太多。她体重已经增加了大概60磅,她感到不舒服,而且她的衣服都穿不下了。她花了好些时间来讲解自己各种各样的饮食习惯、就诊,以及日常运动,所有的这些方法都没有成功。当我向她说起我注意到她告诉了我好些她的饮食习惯,却丝毫没有提及自己跟丈夫之间的生活时,她变得安静了。进一步探讨她的安静使她说出了,她感到羞于承认自己跟丈夫分房睡觉。不久前,她还有过手淫的行为,这使她感到"怪诞"和愧疚。

换句话说,她对口欲期水平的冲突的重视,保护了她使她意识不到自己由于跟丈夫之间发生了性欲和人际冲突而引起的内疚感和羞耻感。

28. 自我退行

这个术语可以有三种使用方式:

a. 对功能造成干扰:一种自发的自我功能(如智力)或者自我力量(如冲动控制)停止发挥作用,以至于你无法识别出自己感觉到的某些不愉快感。

一名25岁的已婚女人抱怨自己在批评丈夫后变得"疲惫和混乱"。我解析了她的"混乱"是一种整合功能的退行。因此,我向她指出"混乱"对她来说可能比愤怒要感觉舒服一些。她表示赞同,并随后表达了更多对丈夫的愤怒和指责。

Renik(1978)把人格解体和现实解体描写成一种防御,这时人们对自身和环境之间的真实感短暂地消失:在与现实联系方面的自我功能上发生了退行(Frosch, 1964)。

b. 倒退回较早期的防御机制:你开始使用许多出现在儿童发展早期阶段的防御

机制(如否认、投射、投射性认同、分裂和失区别)。

U女士是一名45岁的成功女商人,因为人际关系问题来咨询我。在一次晤谈中,当她描述了自己和她的一位约会对象之间的艰难相处以后,她拼命地问:"那么我该怎么办?你对这些问题一定会有答案的。"

我告诉她说她看起来想要我成为一种个人的导师,而她似乎希望成为我的门徒。U女士随后回忆起她以前在厨房里总是喜欢绕着母亲,按照母亲告诉她的指示去做:"我感觉自己就像是她的一部分,所以没有我她就什么事都做不了。这很有趣。我母亲是一名圣徒——非常虔诚。她不知道我内心其实是多么的邪恶——我想在你心里面多少也有一点邪恶的东西吧!"

于是我向她说明,她首先是想要成为我的一部分,就像她还是一个小女孩的时候不时会对她母亲的感觉一样(失区别和移情)。然后,她又设想我会像她的想法一样思考(投射性认同和分裂),而我不像她的母亲,她也不像(去认同)。

Vaillant(1992)把这些称为"原始的"防御。据此理解,U女士是从她在商业领域比较成熟的功能中退行。这些防御看起来是被她对我的一些冲突(移情)所触发的。

c. 无能的防御活动:你的防御机制未能阻止可怕的想法,而这种失败通过用苦难惩罚你来减轻内疚感。

一名来自"成功者"家庭的27岁单身男性,花了9年时间还没有大学毕业。他常常在想象着眼盲的 Jose Feliciano[6] 跟 Britney Spears[7] 做爱时手淫。他认为这个幻想代表了他自己对姐姐的"俄狄浦斯情结"。我没有挑战他的理智化,但是我向他指出他通过让自己卷入对这些事情的幻想,来分散自己在学习上的注意力;与此同时,他不需要面对自己由于喜欢偷懒而引起的羞愧感。他很兴奋地回应道:"那就是为什么我无法把我的功课做完!也许我应该停止过多地想那些事情!"

29. 现时退行

你想着自己早年生命里的时光,以便逃避不停地想到当下的冲突。时不时地,你开始像自己在较早的发展阶段那样地去思考,说话,或行动(在以后的定义中,这一个术语实际上跟自我退行并力比多退行同一个意思)。

现时退行的最简单形式会偶尔以聚焦于童年期创伤的方式,出现在那些刚刚开始进行初始评估晤谈的病人身上。

一名 21 岁的抑郁的水手,因为有自杀念头而被送住院。一开始他就声称自己在童年的时候已经患上了抑郁症。我认为他的解释似乎有一点随便,而且他看起来在回避跟我说任何关于发生在最近的事情。他回应说自己想起了好几个晚上以前,一个跟他约会的年轻女人如何在酒吧里把他灌倒在桌子底下,然后还跟他的朋友跳舞并最后把他的车给偷走了!我们可以进一步解释,他讨厌自己对任何人感到愤怒,因此他就把这种对她的愤怒转向了自身,导致他产生自杀念头。(要获得更多细节,可以参阅 Blackman, 1997。)

在咨询晤谈开始时,他防御性地坚持他的想法,那就是他的抑郁症打从他童年期就开始了(后来被发现原来这里有一部分是对的)。

30. 形态学退行(Freud, 1900a; Arlow & Brenner, 1964)

你宁可去睡觉和做梦而不敢承担后果。作为防御你从意识转入到无意识中。

例如,在一次跟四个精神科住院医生就暴力和杀人行为进行激烈讨论的过程中,其中有一个住院医生竟然睡着了!他后来告诉我他难以"面对死亡"。

31. 压制(Werman, 1985)

你刻意地试着忘记:

a. 一个情绪里的思维内容,或者

b. 这个情绪的思维内容和感受。

Vaillant(1992)认为这是一种"成熟的防御",因为它常常是适应性的。

> **提示:**
> 很多人在治疗的过程中会说他们"不要去想到那些"痛苦或尴尬的想法。他们的压制帮助他们避免讲出自己的冲突,而在诠释性治疗里,这是应该要被解释的。在支持性治疗里,这种防御可能会受到治疗师的鼓励。

32. 与幻想认同

你开始按照你设想自己想要成为的人来行事,这个设想可能是基于一个英雄或者女英雄。

在治疗中,我才刚向一名很有魅力的 37 岁女性解释说,她极力减少自己的施虐性、反男性报复,以及在同一时间通过剥夺自己丈夫的性欲来折磨丈夫并惩罚她自己;她随后就回忆起当她还是青少年的时候,她曾经崇拜过克娄巴特拉(埃及艳后)[8]和德丝蕾[9],即拿破仑的情人。这使得她惊讶地意识到,在她的婚姻中有时她扮演了女王的角色,有女王的那部分控制欲和支配性,有时又会表现得像一个被遗弃和被惩罚的情人。

她与自己所幻想的这些青春期时的偶像认同了。这种认同被她自己青春期的"美貌"的事实所强化,这给了她一些对男孩的某种控制感。这种控制感,在青春期的时候,对她来说是与社会环境相协调的并且令人愉快的。然而,在她的婚姻当中,她摇摆于堂皇的苛求(如克娄巴特拉)和使性子的剥夺①(如德丝蕾)之间,是适应不良且具有破坏性的。

作为一个小孩,西格蒙德·弗洛伊德把汉尼拔(AROPA, 2002)当作偶像来崇拜,他是迦太基的将领,曾经英勇地挑战了罗马帝国。② 有趣的是,作为一个成年人,弗洛伊德也挑战了一个强大的对手。在 19 世纪后期,在他跟 Charcot 从巴黎学习回来以后,他给临床医生讲授了关于心理疾病的最新进展。他描述了自己是如何看待在男人身上出现的转换症状的,这些症状除了会在女人身上出现以外(Breuer & Freud, 1985)。虽然弗洛伊德是正确的,但是他的观察挑战了当时主流的医学观点,即认为歇斯底里性转换症状只是女性才有的疾病。其他医生都不相信弗洛伊德的主张,并且在专业领域上排斥他很多年。

---

① "你已经使我的生命变得不幸,可是我依然甘心原谅你。"(在听说拿破仑跟约瑟芬结婚以后,德丝蕾在一封给拿破仑的信中如此写道。)(Hopkins, 1910)。
② "……因此在我的做梦经历中要去罗马的渴望变成了掩饰和象征,为了许多温暖的夙愿,要实现它一个人必须跟迦太基首领的那种顽强和忠贞一起拼搏,虽然它们的实现有时候看起来就像汉尼拔想进入罗马的毕生愿望一样那么遥远……"(Freud, 1900b)。

33. 与父母潜意识或意识中的愿望/幻想认同（Johnson & Szurek, 1952）

你做了那些你父母告诉你不要做的事情，而不是去做他们告诉你该做的事情。随后他们在你身上看到他们（有时避开了的）堕落的愿望并且暗自从你的品行不端中获得乐趣。当他们批评你（而不是他们自己）的时候，你的内疚感得到了缓解，而你就依然任性下去。

Johnson 和 Szurek 最先在青少年中描述了这种有趣的防御，并且自此之后有相当多的各种形式的治疗室"外"或"内"的见诸行动被观察到并有了详细的说明（Rexford, 1978；Paniagua, 1997）。

在瓦格纳（1870）的歌剧《女武神》[10]（*Die Walküre*）中，沃坦神命令他所宠爱的具有神力的女儿布琳希德去设计让齐格蒙特死掉，齐格蒙特是他心爱的半神半人私生子。沃坦是被迫作出这个决定的，作为他的妻子弗里卡对他的惩罚，因为他把齐格蒙特抚养成反叛和乱伦（齐格蒙特刚刚跟他结了婚的双胞胎妹妹齐格琳德发生了性关系）的人。然而，布琳希德感觉到沃坦会更喜欢齐格蒙特活着，如果不是为了弗里卡的惩罚的话。所以，布琳希德在战斗中仍然尝试去挽救齐格蒙特。由于她的"见诸行动"，沃坦惩罚了她，使她失去神力并一直处于睡眠状态直到被任何男人唤醒为止。

布琳希德与她父亲的愿望认同了，他的这个愿望由于（外化的）惩罚而被迫放弃。她把父亲压制了的愿望付诸行动，然后父亲惩罚了她，而不必让父亲自己受到妻子的惩罚。有趣的是，在沃坦完成对她的惩罚之前，布琳希德向沃坦指出了整个事情的内在动力。沃坦承认她的解释是正确的，并随后减轻了对她的处罚。

34. 与理想形象或客体认同（Carlson, 1977）

你模仿某个你认为非常棒的人来行事。（这个人可能是很棒，也可能是你自己设想的全能者的一种投射。）

Blos（1979）发现男性的职业选择受到男孩青春期后期跟他们（标准的）心爱的父亲分离的影响。这种产生于象征性丧失的短暂的抑郁情感，会导致这些男孩子防御性地使用这一种认同。他们以后会倾向于把那些他们在青春期中期，曾经（至少是部分地）排斥过的父亲价值系统中的观点，变成他们理想自我的一部分。

这种防御在那些热衷于迷信的人当中也存在。他们模仿领导者来行事以便逃避去面对各种令人不愉快的情感。

35. 与攻击者认同(A. Freud, 1936)

事后。你以虐待的方式对待一个人,因为有人曾经虐待过你。这保护你免于感觉到愤怒。如果你的虐待是持续而广泛存在的,那么你就是一个虐待狂,一个恶霸(83)。[①]

> **提示1：**
> 在你度假回来后,要不然就是你离开了办公室一会儿,或者甚至是你就迟到了几分钟,此时你可以看看在病人身上是否出现这种防御。你正在治疗的病人可能现在就会错过一次晤谈或者使他们自己迟到。如果当他们这么做时,你可以尝试向他们指出他们的这种防御是在避免他们因惦记你而感到的羞愧,或者是在避免他们对你离开他们而感到的愤怒(这可能是基于移情)。

> **提示2：**
> 如果你是一名老师,你注意到在儿童身上出现了恃强凌弱的行为表现,你必须小心这个孩子可能在家里经受着躯体上或情绪上的虐待。

事前。你预感到敌意后抢先表现出不友善的态度。这对于那些曾经受过躯体上的虐待,并且被官方机构发现后安置在寄养家庭里的儿童来说,是个极大的问题。这些孩子可能会使用大量的防御,但是在他们被攻击之前先去攻击新的看护人,是其中最常见的问题之一。

另一方面,儿童通常会以与攻击者认同来解决他们把竞争性敌意投射到父母身上后所产生的焦虑,此时父母在纪律性活动中成为了"攻击者"。儿童对他们父母亲态度的吸收,在超我的形成中起到帮助。

例如,在我儿子4岁的时候,我教导他不要把饮料拿到家庭活动室里,因为他老是会把一些饮料泼到地毯上。后来,当我端着一杯咖啡走进家庭活动室里想跟

[①] 值得注意的是,DSM版本中没有一个把这种常见的人格失常列入它们广阔的现象学诊断清单中。

他一起玩积木的时候,他说:"爸爸,这里不允许有饮料!把你的饮料放回厨房里去。"

36. 与受害者认同(Mac Gregor, 1991)
你通过容许自己被伤害或者通过使自己受到伤害来让自己表现得像另外一个人。你这样做是作为一种救赎的愿望或者是为了竭力摆脱你自己的愤怒或内疚。

S先生今年35岁,是牧师的助理。他不断地容许自己被教堂的牧师欺负。分析显示S先生似乎表现得很像他的一个弟弟,这个弟弟一直是他父亲极度严厉的体罚的主要目标。S先生的母亲则保护了S先生。

S先生由于自己对弟弟的竞争情绪而引起的内疚感,以及由于自己对施虐的父亲怀有凶暴的愤怒而引起的内疚感,使得他容许自己现在被牧师欺负,牧师则由于S先生无意识的移情而承载了其父亲的角色内涵。在其他时候,这位牧师助理也会激发牧师对自己的惩罚——受虐性挑衅的防御机制(也可参阅弗洛伊德,1919,1923)。

换句话说,S先生与其弟弟在允许自己受到不公平惩罚方面产生了认同。他这样做主要是为了减轻自己强烈的内疚感。

37. 与丧失的客体认同(Freud, 1917; Volkan, 1987a)
你抓住你失去的所爱的人的一些东西,这样你就不会感觉到悲痛。如果你还一直保存这些纪念品,而从来没有去哀伤,那么你已经得了"确实的病态哀悼"(Volkan, 1987a)。

同一位教士(在第36号防御机制中,即上面那个),他十分尊敬自己"像圣人般的"母亲,他母亲在他17岁那年死于癌症。他从来没有为他母亲的死去而哀伤。相反地,他以自己曾经看到的母亲在父亲手里受苦的方式来让自己受惩罚。也就是说,他也使用了与丧失的客体认同。他变得像圣人般,并且通过接受惩罚来使他母亲继续象征性地"活着"(即不用去哀伤她的死去)。

38. 与内射物认同（Sandler，1960）

在潜伏期，在你形成了关于某人的影像以后，你最终会使这一个影像成为你超我的一部分。

在病理性成年人那里，如果人们把一个已亡故的但他们所爱的人的讨厌的性格特征（这种讨厌对他们而言是无意识的）并入到他们自身影像当中，那么他们可能会把这种无意识的讨厌转到他们自己身上，引起一种反应性抑郁症（Freud，1917；Volkan，1987a）。

此外，当一名治疗师的自身影像短暂地"吸收"了患者（已经内射了的）形象的某些方面时，这名治疗师就可以产生反移情［Racker(1953)将此称为"协调性认同"］。在治疗师无意识地采纳了对患者来说很重要的人的看法以后，治疗师就产生了一种"互补性认同"。

> 一名受婚姻问题和抑郁症折磨的 30 岁女人，抱怨说她的丈夫不跟她说话、没有在口头上表达过爱或者看起来对她不感兴趣，除了性以外。如果你体验到了协调性认同，你或许会问她为什么她要忍受这些。如果你产生了（与她丈夫）互补性认同，你可能要问她为什么她在每一件事情上都指责她的丈夫。

> **提示：**
> 在治疗过程中对病人提问可能是危险的（Dorpat，2000）。相反地可以试着澄清病人的防御。或者，可以等待更多的信息，如果你无法弄清楚要解释些什么的话。

39. 对攻击者的诱惑（Loewenstein，1957）

当某个人对你来说很吓人时，你以性或者谄媚的方式来诱惑这个人，以证明你自己并不害怕。

诱惑攻击者的人可能还使用了反向形成、判断力的抑制、逆恐和最小化。这些防御可以在一个人的择偶方面造成巨大的破坏（比如，一个女人相信自己能够改造一个"坏男孩"，通过她对他的爱）。

JE先生是一名30岁的保密检查员助理。他为自己目前跟一个女人之间的关系感到苦恼，也感到抑郁。他报告说他的妻子已经离开了他去帮她的新情人建立色情网站。JE先生现在正跟一个从事占星术和掌相术的女人在约会。他合理化地以为如果他娶了她并且支持她的生活的话，她将不需要再从事这些骗人的把戏。他已经给她买了一台新的电脑和一个新的冰箱。

　　JE先生的问题牵涉到众多的心理动力，我建议他的治疗师去解释他的对攻击者的诱惑的防御机制（以及JE先生对他新女友明显的反社会个性特征的最小化）。当这个治疗师如此做了以后，JE先生感觉轻松多了。JE先生开始领会到自己选择了一些麻烦的女人，并且想要通过表现得"体贴和支持"来克服自己的恐惧。

　　对于治疗师来说，最好能够避免无意识地使用对攻击者的诱惑似乎已是不言而喻的事情，但是一些人却可以通过威胁要脱离治疗来刺激这个防御的产生。他们可以通过投射性认同的使用来调动治疗师的防御，此时他们在治疗师身上制造了因客体丧失而引起的焦虑。

　　C医生在一次精神分析会议上，介绍了一个在接受精神分析的成年人R小姐的案例。R小姐取消过很多次约谈。C医生描述了她如何发现自己望着窗外以便看看R小姐是不是正在走进来，以及一边疑惑着R小姐是否会依约出现。

　　在回应一名与会者的问题时，C医生报告说自己未曾就未出席晤谈的事面质过R小姐，而只是要求对方为错过的约谈付费。R小姐没有提出异议就付了费用。

　　根据这位患者的过去病史，一位讨论者问C医生她有没有解读到R小姐试图令C医生体验到R小姐自己在童年时经历过的：渴望感和不安全感，因为在经济上照顾着她的母亲常常要出差。C医生回应说她未曾想到过这点，她觉得最好的办法是"包容"R小姐为独立自主而作的奋斗。C医生不希望这个患者离开治疗，因为她认为R小姐需要这个治疗。

　　我的印象是，通过成为一个通情达理的"容器"，C医生无意识地诱惑了攻击者（R小姐），以便逃避因R小姐可能退出治疗而遭致的焦虑感。C医生的焦虑感很明显的是被R小姐不友善且拒绝的行为所激发。

提示：

在咨询或者治疗中，当别人试图利用你来达到某些其他目的，而不是做心理治疗时，那么大多数情况下他们是在象征性地攻击你。需小心不要对那些提出古怪或不现实要求的人，或者那些多次失约的人变得过于通融（"友好"）。

第三章 潜伏期、青春期和其他各种各样的防御

潜伏期（6 岁至 11 岁）

40. 升华(A. Freud, 1936)

因为你有着骇人的性幻想或者毁灭性幻想，你通过从事有益的活动来进行防御，这些活动在某种程度上象征性地代表了这个幻想。没有人会知道这个幻想，包括你在内，而你通常会由此养成一种健康的嗜好。

家长和教师都致力于使小学生对一些课余活动——美术、音乐、体育运动、收藏活动——产生兴趣，常识告诉我们这些活动对儿童是"有好处"的。确实是的。所有的这些活动都导入了性幻想和攻击幻想。

我接受了一家大型天主教女性收容所的咨询，因为那里曾经接二连三地有人企图自杀。这家收容所收容了超过两百名小学到高中阶段的女生，她们绝大部分都曾经是她们父母肉体或性虐待的受害者。

在评估了收容所里超过 30 名曾经试图自杀的女生以后，我清晰地意识到一个来自收容所本身的问题，除了某些源于女生个别因素的问题以外。这个问题估计就是由于所里用来训导那些女生的主要处罚方式是剥夺她们的活动，诸如课后运动、舞蹈和艺术课。

我向收容所的行政人员指出，特别是对于那些对自己以前如何受到虐待感到愤怒的女生，让她们的攻击性有一个健康的发泄口（升华）是极其重要的。要不

然,敌意性和破坏性的攻击①将会转向她们自身,而自杀的企图就会随之而来。我建议处罚应该要更多地把焦点放在额外的工作职务或家庭杂务上,而健康的升华渠道则应该保留给这些女生。

41. 挑逗/挑衅(Freud, 1916; Berliner, 1947; C. Brenner, 1959,1982a)

你表现出某种行为以使得别人对你做某些事情。如果他们跟你睡觉,说明你诱发了他们的性幻想。如果他们伤害你,说明你刺激了他们使他们做了一些令你痛苦的事情,也许是为了惩罚你以减轻你自己的内疚感。

在我接受常规精神科训练的时候,一些住院医师有时会轻蔑地把那些性挑逗者称为"本能激发者"。例如,性掠夺者已经发现了多种可以引诱某些敏感人群跟他们进行性活动的操纵手段。

我们通常会以为那些实施性诱惑的或者施展魅力的人都相当清楚自己在做什么,以及内心有个明确的动机。但是有时候这些性挑逗者却相对地没有认识到他们自己有多诱惑人——由于一些无意识的防御,包括在别人身上激起他们的性兴趣,以及有时对他们行为的结果的现实否认。

在2002年,一位男性同事报告了一个不寻常的案例,一名容貌出众的年轻女士抱怨说所有她遇到的男人好像都一心想着要快点跟她发生性关系。不寻常的地方就在于,这位女士在他的办公室里咨询时,竟然穿着一件透视上衣并且不戴文胸。在某个恰当的时机,这位男同事温柔地向她提出,她似乎没有觉察到自己穿着的方式可能是促进她那些问题的原因。她最先的反应是防御性的,她合理化地解释这种透视上衣是"时髦"的。然而,她很快就意识到自己是在合理化,并在无意识中对别人激起了性兴趣,而未注意到自己的裸露愿望。她随即抓起她的外套并在以后的咨询中都用衣物盖着身体。

那些受虐狂,激起他们自己的痛苦,也许是试图缓解自己的内疚感,虽然他们自我惩罚的动机里面可能牵涉到其他动力学因素(Novick & Novick, 1996)。受虐狂可以

---

① McDevitt(1985)把普通攻击定义为"有目的的故意";普通攻击的挫败则引起敌意攻击的爆发。Parens(1973)进一步说敌意—破坏性攻击只是四种类型之一:非敌意—非破坏性(为考试而学习)、非敌意—破坏性(进食)、敌意—非破坏性(言语上的批评)、敌意—破坏性(暴力、诋毁)。

因为多种理由而把痛苦带到自己身上,这些理由包括如下:
- 为了控制自己所害怕的不愉快经历出现的时机(转被动为主动)
- 通过拖延,向他们自己证明,他们能够反复地忍受别人必须等候他们然后对他们感到恼火的那种痛苦处境
- 为了使他们自己对受害者的狂怒的冲动不被意识察觉到——与受害者认同(MacGregor,1991)
- 以象征的形式,无意识地重复先前的创伤,以试图去具体化一些魔术般的想法并使那些创伤出现不一样的结果(移情性冲突的"见诸行动")
- 为了激发那些指向他们自己的敌意或批评,而事实上是他们对别的人感觉到敌意或批评
- 无意识地想象他们是在消除一个可怕的对象的敌意〔Loewenstein(1957)的对攻击者的诱惑〕
- 为了紧紧地依附着一个自恋的或者有虐待倾向的爱人,以便感觉到自己可以控制因失去那个人而引起的焦虑和抑郁
- 激发权力斗争以便回避冲突性的性驱力(肛欲期的力比多退行)
- 抚慰权威人物以便魔幻般地获得他们的"阴茎力量"〔对理想化客体的认同,牵涉到Greenacre(1956)所谓的病理性"阴茎敬畏"〕
- 为了无意识地创造或瓦解身份的(即自体和客体影像的)融合,这点跟自我边界的弱点和心理距离方面的冲突有关(Akhtar,1994)
- 更改驱力的机能,以致身体的痛苦承担了象征性的性意义(弗洛伊德,1919)
- 为了从施加痛苦的人身上委婉地象征性地获得口腔或者生殖器的满足,这点跟受虐狂的想法即认为那个人必定关心自己有关(防御对比失去爱)
- 为了缓解关于性题材而引起的内疚感,以便让性兴奋可以被享受

42. 合理化(Symonds,1946)

你制造了很多借口(你不是俗称的"过于理性")。如果你是强迫观念性的,你除了合理化,还会隔离、反向形成、撤消和理智化。如果你是一名缓刑监督官,你会在那些犯罪的精神变态者身上看到除了合理化,还有投射性指责和搪塞。如果你在医院里治疗病人,你会发现那些边缘型和精神病性患者除了使用合理化,还使用了否认、投射性认同和分裂。

LM 女士,37 岁,带来了一起诉讼,是由于一名男士从车尾撞了她乘坐的汽车导致她精神上极度痛苦而引起的,当时她正坐在汽车的后排位置上。她声称自己情绪上的伤害包括了失眠和严重的焦虑。从这起车速每小时 3 英里的车祸中,她唯一肉体上的损伤就是右手食指上的擦伤。在这起诉讼案的精神科法检中,她承认了自己听到一些来自外太空和过去的声音,他们口授"自动化书写"给她。

她合理化地认为她的精神分裂症症状是自己食指上的擦伤导致的,而这个擦伤又是由交通意外造成的。[1]

43. 穷思竭虑

你"过度分析",努力地想解决问题,但是你实际上是在通过反复地检阅同样的一些想法,来回避对其他想法和感受的觉察。实质上,你使自己的思绪像轮子一样快速运转起来。

一名 35 岁的离异妇女花了好几个星期来治疗,为了要"弄明白为什么"她最近的一个男友要跟她分手。最终,我们可以发现她是在"穷思竭虑"以回避因失去男友而引起的悲伤(抑郁情绪)。

44. 逆恐行为(Blos, 1962, 1979)

你越是害怕什么,你就越去做什么,以此来向自己证明你并不害怕。

一个分析师同事觉得,经过谨慎的评估后,她的一名自恋型男性患者应该会从强化的精神分析治疗中获得最大的好处。因此她建议患者增加他心理治疗的频率到标准的每周四次。他的第一个反应就是准确地列出他所有的问题和冲突,以作为对治疗师的赞同,即认为强化的治疗会让他更多地把焦点放在自己身上。但是,就在随后的一次治疗中,他声称自己无法从工作中抽出时间来应付增加了

---

[1] 虽然 LM 女士身体上的受伤很明显是相当微小的,而且尽管精神病学证据显示精神分裂症症状不是由擦伤的食指引起的,但是陪审团判给了 LM 女士 6 万美元。这是 Howard(1996)所报告的案例类型中一个有趣的例子,当中合理化和追究某人责任(投射性指责)的需要不知何故竟然被接纳为对一个人的愁苦的现实解释,即使常识会肯定说这当中根本没有联系。

的治疗频率。

他的分析师面质了他的借口,指出他这是在保护自己免于因为依赖治疗师而感到焦虑。他于是透露了他的一个愿望,就是打从他上学开始,一直都希望"保持隐形"。他把自己的人际关系描述为只有他拥有钥匙——让别人走近,或不让别人走近——的一个"楼层和门户组成的复杂网络"。

他最初对增加治疗频率的赞同,成功地被他的治疗师解释为是为了防御他因亲密而产生的冲突,以及随之而来的自体—客体融合焦虑和阉割焦虑的一种逆恐反应。

> **提示:**
>
> 要留意去对那些即刻要求强化治疗,而后又表现出胆怯的成年人解释这个防御机制。
>
> 对那些成年的冒险分子和冒失鬼威胁到生命的*逆恐*行为进行及时的面质是极为重要的。他们的行为可以跟一般意料中的潜伏期和青春期儿童相比,这些孩子通过冒险行为来减轻他们的社交焦虑、阉割焦虑和身份认同弥散的焦虑。

对复杂的事物,我们通过敦促孩子去"尝试",来鼓励他们征服对新状况的恐惧。所以,如果结合判断力的使用,一点点的逆恐防御行为也许是适宜的。然而,如果你的青少年时期的儿子还结合了行动上的否认、合理化和判断力的抑制在逆恐行为中,你可能就会很焦急地看到他试着把他的摩托车飞过你的新的越野车。

45. 理智化(A. Freud, 1936)

你变得沉浸在一种不合逻辑的行为理论中。它帮助你不必去面对自己的感受(在防止感受变得意识化的操作中,辅助隔离这一防御机制)。

一名42岁的男性大学教授在评估过程中承认了自己对妻子的不忠实。当我指出他对于叙述这件事显得有些犹豫(压制)时,他因自己伤害了妻子而开始哭泣。突然,他向我询问他的抑郁是否可能对百忧解(药名——译者)不起反应。他说自己了解到抑郁是由于"化学物质不平衡"造成的。当我解释说我认为他会感到不那么内疚如果他可以把我引到大脑化学物质的讨论中的时候,他表示了同意,并随后坦白了更多让自己充满内疚感的通奸经历。

> **提示:**
> 由于理智化涉及到一种自主的自我功能(智力)作为防御目的的使用,因此要注意不要把健康的智力活动也曲解为防御。

46. 社会化与疏远(Sutherland, 1980)

你用你的社交能力(一种自主的自我功能)来分散你的注意力。如果你感到抑郁,你就让自己沉溺于频繁的社交活动中来缓解不愉快的感受。如果你有自尊方面的问题,你就努力地使自己相信别人喜欢你。

一些有着客体关系焦虑(因自体—客体融合)的人会使用不同距离的疏远来作为防御。这些人就是我有时候会形象地称为"彗星"的人。"彗星"者本质上有着一种边缘型人格结构。就像真正的彗星,一开始会绕行到接近太阳(热)的位置,但是随后又会突然转出去进入太空(冷)中,而人类"彗星"会循环地进出亲密且温暖的人际关系。彗星们社会化地去体验周期性的温暖,伴随着自恋和性的满足(就像一颗彗星进入太阳周围的轨道),和去回避孤独感。然而,他们早晚要逃离(进入太空的寒冷中),至少是片刻,并把亲密的人抛在后头;他们可能过一会以后又会绕回来。[Balint(1955)称这些人为"内立型"。这个词并不通用。]

其他一些人则更像是月亮:他们有着更加分裂样的边缘型人格结构,并使用*固定距离*的防御机制。他们在情感上会一直更恒定地疏远其他人。*社会化*使得他们一直"处于轨道中",这提供了他们对客体渴求的部分满足,但又保持着一定的距离。[Balint(1955)的用词是"外求型"。这个词也不通用。]

彗星和月亮们都倾向于使用社会化,以

- 设法克服自体—客体融合焦虑,这些焦虑是随着恒定的亲密的情感接触(Akhtar, 1992a)而发展出来,和
- 缓解抑郁情绪(孤独感),这些情绪发生在他们一旦确立了距离以后。

47. 自我功能的本能化(Hartmann, 1955)

你给一种自我功能赋予了性欲的或者敌意的含义,以避免想到自己对驱力愿望产

生的冲突感受。如果你把该功能变成某种带有性欲的东西（例如，"她在弯腰，她肯定是想要性交"），那么你是在使用"性欲化"（Coen, 1981），也被称为"色情化"或"力比多化"。如果你把一种自我功能变成某种带有敌意的东西（"评价别人是不高尚的"），那么你是在使用"侵犯化"。

高中班级里的某些人会通过在别的非性欲的言语表达中，比如一个女孩对一个大热天抱怨"我很热"，去寻找性的含义来性欲化言语。

那些认为汽车机械学是一门"男人学科"并且善于这个学科的男人，可能把他们自己看作是"男人中的一员"，以减轻对他们的男子气概感到的焦虑。电影《我的表兄维尼》[1]（*My Cousin Vinny*）（Launer, 1992）突出了汽车具有男性象征的不合理性：维尼的女朋友通过担任一名汽车牵引控制方面的专家目击证人，来拯救他的法律案件和律师生涯。

48. 自我功能的抑制（Freud, 1926；Anthony, 1961）

一旦你对一种自主的自我功能（比如智力、抽象能力或者说话能力）赋予了一个性欲的或者敌意的象征性含义，这种自我功能可能就会跟你的超我发生冲突，并引起内疚、焦虑和抑郁情绪。随后你的大脑可能就停止了这些（本能化的）自我功能，以保护你远离这些感受。因为这种防御活动是那么的重要，所以我将会描述这种防御是如何对众多的自主自我功能实施运作的。

精神运动性控制。

一名跟母亲住在一起的 25 岁女性出现了严重的手臂无力感。在分析性心理治疗时，我们发现她曾经对想要打自己母亲的那些愤怒的愿望感到内疚。她手臂的无力感防止了她凭自己的敌意愿望行事，甚至也防止了她认识到自己对母亲怀有任何敌意。

手臂的无力感，除了惩罚她自己，又阻止了她使用自己的精神运动功能。换句话说，这个转换症状（无力感）是产生于她侵犯化的精神运动性控制的自我功能的抑制（即，强有力的手臂＝打母亲和感到内疚；因此，无力的手臂＝惩罚和不打母亲）。

说话能力。

在一个涉及说话能力的抑制的案例中，一名67岁的内科医生O医生（也可以参阅Cath，1986），由于最近出现严重的口吃问题前来做咨询，来之前已经排除了其他可能的器质性病因。他表示自己的口吃是两个月前在一个会议上开始出现的，虽然他已经忘记了会议的具体内容是关于什么的。

当我试探性地对他解释说这个口吃的表现肯定是由于那个会议的背景里面有着某种象征性的含义时，O医生挖苦地轻声笑了下。他的思绪跑到了关于他对医学专业工作的不满上面，但是他马上又试图为政府对他业务的干扰找寻借口（合理化离题）。当我进一步解释这个作为防御的合理化（借口）时，他表现出强烈的烦恼和愤怒。他好几年以前就曾经计划要退休，但是他相当喜爱的一个年轻医生同事，说服了他在医疗小组中担任上级医生的角色。O医生意识到他对自己想要离开工作感到惭愧，也为自己会让那个接受他指导的医生失望而感到内疚。我暗示说他的这些想法和感受可能会跟口吃有关系，口吃的结果是限制了他的说话。他回应道："是的。那么我就无法说出自己想要说的话——我要辞职！"

在接下来的一周他回来做随诊晤谈的时候，他的口吃已经消失了，而且他也为自己在下一个月的退休做了计划。他报告说自己感到稍微有些忧伤，但是同时为能够脱离每天的临床医疗工作而感到宽心。

对O医生来说，说话的行为担负了象征性的辞职（由于他的沮丧和愤怒而采取的行动）的攻击性含义。他的侵犯化的说话功能于是跟他的内疚（超我）相冲突，而结果就是出现一个急性的*说话功能的抑制*（口吃）。

感知能力。注视能力的抑制，即感知能力的某一个方面的一种防御性限制，可以发生在那些曾经反复暴露于成年人性交活动的儿童里面。对于他们来说，注视的行为担负了性的象征含义。在学前儿童里面，性念头的刺激可能会淹没了大脑（自我裂解焦虑）；在学龄儿童里面，性欲化的功能和道德良知之间的冲突产生了超我焦虑（内疚）；不管是上述哪一种情况，这些焦虑都可以造成大脑防御性地关闭注视功能。于是，在其他跟注视有关的情况，比如阅读，受到性欲过度刺激的儿童可能会因为注视的象征性含义（注视＝被淹没或者＝成为"坏的"）而拒绝或者无法阅读。这些儿童需要跟那些神经性受损的儿童和那些先天性发育迟滞的孩子区别开来（Marcus，1991）。

注视的抑制通常被认为是心因性（或"歇斯底里性"）失明的发病机制——此时注视担负了一个敌意的或者是性的含义，于是就被关闭了。"……这种解析可能跟弗洛伊德（1910）所概述的实际的神经症性失明的发病机制有关。本能化或者再本能化可能妨碍或者促进了自我的发展。"（Barglow & Sadow，1971，438页）

记忆。有时候，记住某些事情是那么地令人感到冲突以至于简单的压抑并不足以奏效。相反地，这个人可能会抑制记忆功能。这就产生了所谓的"心不在焉的专家"的状态。

N女士，一名32岁离异的受过教育的女人，请求用洞察取向的心理疗法来治疗自己的焦虑和抑郁。在她第一次的面谈中，她无法回忆自己的婚姻持续了多长时间、自己的周年纪念日的日子，或者美国国税局的支付日（4月15日）。我把她送去做神经学检查和神经心理学测试，两项检查结果都显示阴性。当我随后向N女士表示她的记忆问题可能是由于某种保护性机制造成时，她哭了，并且羞愧地承认她对自己的前夫、自己的父亲以及所有的男人，都有着杀戮和施虐的念头。

N女士的记忆（现在是愤怒的象征）和她的羞愧心两者之间的冲突引起了超我焦虑，而通过关闭她的记忆使得她无意识地被保护起来不受焦虑影响。在向她解释了这些冲突以后，她的记忆功能明显地进步了。

智力。由于象征性含义而对这种功能进行防御性限制是很常见的。举个例子，如果学术性科目担负有性别的内涵，那么对于某些人来说这些科目也许就变得不可能去学习了。社会风气和教师与其他人的态度都跟这个问题的产生有关。在美国，女孩经常把数学和科学看作是"男孩的学科"。男孩则倾向于把艺术和人文学科看作是"女孩的学科"。这些象征性的看法可能是有意识的和/或无意识的。即使最近性别平等在专业领域中有很大的进步，但是女生去申请工程学或男生去主修艺术史依然是少见的。

一个孩子的观点以幽默的方式阐明了这种防御方式：一名6岁的小男孩的母亲是一位神经外科医生，而他的父亲是一位皮肤科医生。在问及他长大以后要做什么的时候，这名男孩回答道："一名皮肤科医生。"在问及他为什么不想成为一名神经外科医生的时候，他说："不。那是给女孩子的。"

在临床上,有多种严重的问题都与这种防御有关。一些男性会认为任何有关心理治疗的都是"女子气的",并且因为这样的性别象征(性欲化),他们会遭遇到难以克服的对心理治疗的阻抗(Freud, 1937)。一些女性,虽然跟女性朋友在一起的时候很健谈,但是在男女混合的群体里时就会变得安静,因为她们把毫无保留的谈话视为——就像一个女人有一次在治疗中所提出的那样——"一些自我中心和好胜的男人才做的事情"。换句话说,这样的女性可能就会放弃自己的"声音",假如这担负了男子气概的象征性含义。Gilligan(1980)也描述了一些女性的畅所欲言的抑制的其他方面。

关于智力的抑制的这个主题,引起精神分析师很大的兴趣已经有好几十年了。Baruch(1952)描述了他对一名据称有学习障碍的男孩的分析性治疗,这名男孩在经过治疗以后,表现出了优秀的智力和成绩。

感官系统。有时候清晰的感官能力的抑制可能也会作为一种特征性防御方式发生在一些人身上。一名精神科住院医生,在一次激烈而充满活力的关于敌意的班级讨论期间,就像他自己所描述的那样,会把自己"划分出去"。他保持着相对的清醒(意即他虽然没有显得警觉,但是实际上他并未睡着)。在其他时候,他都很好。他向我澄清说他对敌意方面的冲突有"障碍"。在他这件事中,警觉功能已明显地变得侵犯化,于是就防御性地被限制了。

与现实的关系或者现实感。*现实感的抑制*(Frosch,1964,1966,1970)发生在38岁的T女士身上,她向我阐述了自己和丈夫在20世纪80年代美国侵略格林纳达的加勒比岛时差一点就被打死的事。(她也使用了*行动上的否认*,就像之前描述过的。)

T女士和她丈夫无视国务院禁止向格林纳达航行的警告(他们觉得是太夸张和限制性的),因为那里可能会有共产起义活动。不管怎样,他们还是把自己的帆船开向了格林纳达,在那里他们很快就遭遇到了古巴的游击队。虽然他们在美国军队开始进攻的时候逃脱了,但是T女士说她感到"惊奇"因为"那里真的有古巴人而且他们真的有机关枪!"她说虽然她曾得知那个警戒通知,但是她"并不相信里根总统"。(她认为里根把每件事情都看成是战争。)

在回顾中,看起来T女士不只是通过一个航向该岛屿的行动来否认现实,她还把自己由于恐惧和内疚而在自己身上抑制了的、侵犯化的现实感(她是唯一一个与国务院斗争的人)投射到了里根总统身上。同样地,她也隔绝了来自外界的现实(国务院的警告),因为她在面对外部或内部的攻击性时的抑制。当现实本身提供了她显而易见的证据时,她的现实感的抑制就解除了。(她能够检验现实,虽然有点晚了!)

现实检验。现实检验的抑制在神经症人群中很常见,他们倾向于对一个人或状况作错误的臆断。他们认为对他们的感想进行核实是一个"过于好事"(即过于攻击性和无礼)的做法。换句话说,检验现实的举动担负了破坏性的攻击性(或有时候是性好奇)的象征意义,于是就被防御性地关闭了以缓解内疚感。现实检验的抑制跟精神病中所见的现实检验力的缺失是完全不同的。

> **提示:**
> 为了检验现实检验力的缺失和现实检验的抑制之间的差别,你可以把任何现实检验的失效都解释为一种防御。然后,你就等着看你所担忧的那个人,是提出了一个对抑制的整合性理解,还是重复了对现实的误解。(也可参阅 Abend, 1982)

现实和幻想之间的辨别(没有检验的情况下)。现实和幻想之间的辨别功能的抑制可能会见于某些喜欢仿效类似于迈克·杰克逊(1987)的 The Way You Make Me Feel① 音乐录像的青少年男生。这些男生可能会开始赞同杰克逊在音乐录像中使用的技巧,即结识一个性感女孩的方式就是跟踪和围堵她。这个音乐录像把男子气概等同于不把"不"当作回答,并暗示着尊重一个女生的辩白是娘娘腔的行径。

一个看了这个音乐录像的青少年男生可能很容易就产生一种观念,认为男子气概就意味着不必相信来自一名女性的"不"。这件虚构的事情事实上是通过一个父亲形象在音乐录像中被表现出来的,这个父亲形象告诉迈克要成为"他自己",意思就是侵略性地坚持他自己的性兴趣而不顾这个女生的回应。

一个敏感的男孩看了这个录像以后可能因此抑制自己的现实辨别功能,因为辨别现实和幻想已经不合理地被等同于阉割(无男子气概)。在现实中,他很容易由于"潜

---

① 在录像中,一个有青春活力的、有吸引力的女人最初是感到害怕,然后最终是着迷于杰克逊对她的追逐和威胁,以及他性感的回旋(与他那些粗暴的男性同胞竞争)。她停止再设法从他身边逃走,而且当她看见一个消防栓突然涌出大水柱的时候,她大概变得被他的坚持不懈迷住了,然后她的恐怖感就像魔术般被转变成了愉快感。这里所隐含的幻想,即坚持不懈——面对一个女性激烈的抵御——和象征性的射精能"赢得"漂亮的女生,是相当戏剧性的。2002 年,在这部录像制作了 15 年之后,它还依然作为"经典的迈克"和"历史性的"东西被兜售。它传递的信息似乎是现代工作场所用于"敏感度训练"[2]和性骚扰预防的录像的对立面。

随"别人而遭到逮捕。

专注力。当专注力变成一种对权威顺从的（侵犯化的）举动的象征时，儿童和一些成年人可能会无意识地抑制这种功能以维持自主感。那就是说，他们无意识地将身份认同弥散等同于注意。他们的分心可能是由于专注功能的抑制以便缓解自体—客体融合焦虑。分心也可以作为防御，是反叛性攻击行为的表现，这些表现可能会出现在儿童里面，当他们的父母要他们去做功课的时候。

与此对比，对那些也有专注力问题的爱挑衅的儿童，是很难去判断专注力这种自我功能是不是作为一种对攻击性方面的冲突的防御而被抑制了。这种专注力的问题可能会由于发展性的延迟，比如 ADHD[3]（Spencer，2002），以及儿童的对抗性而发生，这种对抗性是因为儿童对那些缺乏同理心的父母对先天有局限的儿童期望过高的态度感到沮丧而造成的（Marcus，1991）。

定向力。定向力可能担负了认出（"承认"）一个关于外周境况的强烈愤怒的象征意义，因此大脑关闭了定向功能来防御这种情绪。

举个例子，在某一次晤谈中，一名 40 岁的女性对时间和日期都失去了判断力。当我跟她论述这种现象的保护性性质时，她开始回忆起过去的整个周末她对自己的丈夫是多么的恼火，因为他在没有跟自己商量的情况下，就制定了接下来两周的一些计划。

次级过程。如果时间感——次级过程思维的一部分——变得具有侵犯性（担负了敌意、限制性的象征意义），人们的行为可能会防御性地抑制时间定向性功能；作为防御性抑制，他们会发展出令人讨厌的不负责任、不可信赖、工作拖拉和耽搁时间等个性特点。如果时间感是性欲化（担负了爱恋的含义）的，一个人可能会不管任何理由（即便是充分的理由）而把拖拉看作是不被关心的证据，或者是错误地将守时等同于爱。

自理能力。当干净无意识地被等同于是对权力的屈服时，肮脏就可能象征了攻击性违抗——侵犯化的自理功能的抑制。

社交技能。有很多个体有着短暂的或者固定的社交技能缺陷，因为这些能力担负了某种象征性意义而被抑制。经常性的是，使用社交技能意味着顺应，而对于某些人来说，顺从含有失去身份（被毁灭）的含义。他们可能因此有意识或者无意识地发展出一种可以帮助他们感觉到"分开"（换言之，他们的社交技能的*抑制*防御了身份认同弥散焦虑)的避群行为倾向。

电影《心灵访客》[4]（*Finding Forrester*）在故事主人公的身上阐明了这个防御机制。佛罗斯特，一位著名的小说家，一个人居住，常常把他的袜子反过来穿，并且拒绝离开自己的住处。他对社会现实有相当意识但是他抑制了自己的社交技能，作为对失去爱人而感到的悲痛的一种防御。在他的令人心悦的父—子行为风格遭遇到一个孤单的青年男孩致使他去哀悼以后，他的社交技能就有点去抑制了。他于是恢复了一些自己的自我功能并且在他去世以前能够走到公众场所里去。

自体可塑性适应——与环境融为一体(Lampl-de-Groot, 1966)。

一名医学专业的23岁男性学生的两名室友对他的个人卫生进行了抱怨并威胁说要把他撵出宿舍。他承认自己不够整洁。也就是说他每次都把脏脏的衣服留在自己床上（他睡的地方）好几个星期。通过他的观察自我，他认识到这是对他那过于强调整洁的父母亲的一种持续的反叛行为。

他的适应不良是由于自体可塑性适应功能的抑制所致。对他来说，适应造成了因个性丧失而导致的羞辱感和焦虑感。这种关于适应功能的象征使他防御性地抑制这种功能（并因此无法适应他的生活环境）。与此同时，他表达了对自己父母的愤怒（置换到了室友身上），并且惹得他的室友来羞辱自己（惩罚的*受虐性挑衅以减轻负罪感*）。

工作（从玩乐到工作的发展转变）。当工作担负了象征性含义时，大脑可能会抑制从玩乐到工作的心理发展线路(A. Freud, 1956)，或者造成防御性的退行到更加直接的令人愉快的活动(玩乐)。

一名15岁的男孩，他父亲是一名律师。这名男孩在学校的学习不合格，他透露他满脑子都是性和摔跤。这跟他的父亲截然不同，他父亲是个工作狂，并且不断地试着向他儿子反复灌输关于工作的优点。因为这名男孩跟父亲很少接触，他已经无意识地把工作等同于（关系的）丧失。

这种工作＝丧失的象征使男孩无意识地关闭了自己的工作功能并且退行到能让人愉悦的幻想和活动中。对这些动力的诠释帮助了他发展更好的观点和养成更好的工作习惯。

预测。预测（推算和计划）功能可能担负了象征性含义，于是就被抑制了。在一个结构僵化的家庭里，一个处于青少年时期的孩子可能会把预测等同于乐趣的缩减，并且发展出一种自发＝快乐的等式。

一名28岁单身的银行副董事长抱怨说她只能在男人身上享受性爱，如果这些男人是她在酒吧里认识并带回家的陌生人。对她来说，这种倾向跟她想要结婚和生孩子的愿望是有冲突的。[①] 有计划的约会让她感到厌烦，但是她知道那些心理上更加稳定的男士才会想要计划跟她的约会。然而，如果她需要去"计划"任何的社交活动，那么这些活动将不再被她认为是"乐趣"了。她联想起自己的家庭教养方式是多么的"单调——就像是蛋黄酱那样"。计划已经无意识地变得跟她对自己父母的敌意联系在一起。

判断。判断能力的抑制会发生在那些极端的理想主义者身上（Blackman，1991a）。本质上，这种人会无意识地把批判性判断的使用等同于敌意的破坏性。因此，当被号召去评论某个人或者对另外一个人可能是有危险的品性的事实进行判断时，这些理想主义者是无能为力的。一个"荒唐的乐观主义者"会让已被裁定的重罪奸杀犯获得假释出狱以便给他"一次机会"，因为他们理想主义的观念认为"每个人都有好的一面"。持续的批评性判断的抑制会导致天真烂漫的性格特征。

异体可塑性适应。异体可塑性适应的侵略行为，即使得环境按照你的意愿发生变化——会导致人们无意识地把成功的操纵等同于邪恶的活动。这种适应功能于是就跟内疚感发生冲突，导致社交或政治操纵活动的防御性的停止。这里有一个需要被考虑到的鉴别诊断，那就是非精神病态的成功操纵者和精神病态的操纵者。精神病态者使用诡计和歪曲事实来达到成功。不是精神病态的成功者则是通过参加合乎道德的、但侵略性的社交或竞争性活动。发展人脉跟说谎是不一样的；在一辆新车上讨得一个好价格跟偷这辆车是不同的。

[①] 她对"随便的性行为"的倾向是否可以被看作是病理性的这一点是存在争议的，如果它没有跟她所声明的想要安定下来的有意识愿望相冲突的话。有些人对于打光棍和拥有一连串的恋爱关系但没有婚姻承诺和孩子并没有明显的冲突。我曾经治疗过许多对于自己想要保持自由的愿望感到内疚的人，他们通过结婚来防御这种内疚感。一旦那样的情况在治疗中被阐明，他们中的一些人就会决定不再继续进一步的治疗以点出他们那些跟亲密感和承诺有关的问题。相反地，他们今后将会直接地避免结婚或者避免答应跟任何人结婚。

临床上,异体可塑性适应的抑制在那些没有把自己放到晋升的位置上的人当中显而易见。他们之中的一些人也可能会对成功的人感到妒忌并把他们自己无意识的、性欲化的动机投射到这些人身上。举个例子,"她是睡进这个工作岗位的!"

观察自我。当观察自我担负了象征性含义时,它也可以被大脑所关闭。

L女士讲述说自己的父亲在她童年和青春期时,经常批评她说她为自己的事情想得太多了。

在治疗的早期阶段,在很多关于她的个人人际关系的谈论中,她总是忠实地汇报关于自己生活中的一些真实事件但并不涉及她想法和情感方面的"内心世界"。当我使她注意到这一点的时候,L女士说,想或者说关于她自己的事情会使她感到内疚。

这种内疚,在某种程度上,是由于她与自己父亲的告诫的认同。她把自我观察体验为是"令人厌恶的、自私的",以及是对她父亲的敌意性反叛行为。她因此批判自己侵犯化的观察自我并且防御性地避免使用它。

自我兴趣。自我兴趣(Kaywin, 1966;Loewenstein, 1972)的抑制可以发生在某些情况下,当一个原先愉快的活动,诸如网球或音乐,被象征性地链接到,比如对一个失去了的爱人的痛苦回忆的时候。这个自我兴趣(活动)于是就被关闭了,作为对悲痛的防御。这种防御性抑制的后果可能是,人们会有意识地或无意识地避开网球场或交响音乐会——不管有或没有清醒地了解到他们兴趣的抑制。

成熟的技能的抑制可以发生在成年期当自我兴趣的"再本能化过程"出现时。也就是说,已经造就的一种有益活动(自我兴趣)的升华(40)不知怎么地变弱了,而随后自我兴趣又重新担负上它的象征性含义。一旦这种象征恢复了,它可以把自我兴趣拖进(通常是跟超我的)冲突中,致使兴趣本身防御性地被遗弃了。

Carson McCullers(1936)在她的短篇故事《神童》[5](*Wunderkind*)中描述了这一现象。这个故事讲述了一个叫弗朗西思的15岁女孩,她放弃了弹钢琴因为这种追求担负了象征意义并且变得冲突。她不再享受她的男老师对她的过分放纵——他帮她挑选初中毕业典礼的礼服,而且她在钢琴课结束后睡在他家里。她感觉自己在跟一名逐渐变得出名的男同学的手足相争中变得迷失。她感觉她的"激情"不再能够通过钢琴上的手指来表达,去取悦她的老师——反之她把注意力放在了老师的裤子是如何地紧贴在他富有肌肉感的大腿上。而且她感觉自己被那些练习的时间困住了,这些练习阻止了她去参与社交活动。

换句话说,先前弹钢琴的升华的意义——象征着她在跟她老师的妻子之间的俄狄浦斯式的竞争中胜利了,也超过了那个"兄弟"般的同学,还通过她的指端表达了"激情"——已经变得在意识上跟她的钢琴技能太过相关。换句话说,她所发展出来的自我兴趣(弹钢琴)变得再本能化了,从而把它带进了跟羞愧、内疚和丧失的冲突中。于是她防御性地跑出了她钢琴老师的家,远离了他,以及远离那重获象征意义的钢琴。

Cath,Kahn 和 Cobb(1977)描述了一名平时是个好选手的女病人,在网球比赛中"灾难性状态下滑"的发展历程。在分析中,她非常准确地指出这个下滑的开始跟一个男性网球迷朋友的见解有关,他认为网球是一种"释放你的攻击性的极佳途径"。这个病人的妹妹在这个病人还是青少年的时候就溺水死了,而此后不久她的父亲也因为肝功能衰竭去世了。在一次晤谈中,她说:"……我不想去恨任何人,不管是在网球场上或是在其他任何地方。"

Cath 和他的合著者解析道:"……她仍然……对他们感到内疚,她相信自己通过她的嫉妒以某种方式促成了他们的死亡。结果,她……极度害怕对其他人造成伤害……。因此,当有人毫无恶意地提出说她是在网球场上'释放自己的攻击性'的时候,她无法再发挥功能了。"(第 114—115 页)也就是说,当她打网球的自我兴趣变得再本能化时(担负了真正的杀人的含义,这是从她关于自己父亲和妹妹的冲突中置换过来的),她感到内疚,并因此建立起对网球这种自我兴趣的*抑制*的防御机制。

自保。自保可能担负了杀害他人的象征性含义。这在精神分裂症患者身上并不少见,但是也可以出现在那些体验到"幸存者内疚"的人身上(Niederland,1981)。基本上,这个人感到内疚是因为让某个人存活下来担负了杀害已死的人的无意识象征性含义(见上述关于自我兴趣的例子)。当内疚与侵犯化的自我功能(自保=谋杀的等式)相冲突时,不仅仅是自保功能可能会被关闭,而且转向自身的防御机制会使自杀企图更有可能发生(见第八章)。

执行功能。负责驾驭性和攻击驱力的执行功能,也可以变得性欲化。在一个就像大学联谊会的处境中,可能存在一种(在那个背景中创建一种社会价值系统的)群众心理,把任何对性驱力的驾驭等同于娘娘腔或"胆怯"。换句话说,驾驭性满足的想法——通过利用选择性、时机、谨慎和履行模式——有意识或无意识地被等同于女子气质或者缺乏男子气概。由于一个青春期晚期男孩的羞耻之心,不管怎么样有些过头了,让他显得像个胆小鬼,那么他可能会关闭这个执行功能作为对羞耻感的防御,并因此变得滥交。当逆恐行为和冲动控制的抑制进一步火上浇油时,滥交行为会变得很危险。

这种防御性的抑制不只局限于男性。在经典电影《最后一场电影》[6](*Last Picture Show*)里(Bogdanovich, 1971),斯碧尔·谢弗德扮演了一名由于一个性选择性＝卑贱的心理等式,而抑制自己的执行功能以便融入群体的高中女生。她因此悲剧性地被一群富裕的犯罪同窗强迫进行了毫无感情的性活动,以避免摈弃(社交焦虑)。

49. 理想化(Kernberg, 1975; Kohut, 1971)

你认为某人是最好的,但事实上并不正确。人们会理想化别人是因为:

a. *自恋的投射*(Freud, 1914a),以减轻因缺陷而引起的羞愧感;

b. "夸大自体"的影像跟那些"理想化的双亲影像"(Kohut, 1971)的融合:人们以自视过高加上美化地曲解他人对自己的重要性来迷惑另外一个人。

c. 爱,以避免体验到失望;以及

d. *移情*(Freud, 1914b):他们把别人看成拥有自己童年时所理想化的双亲的模样,从而忘记后来他们对自己父母的失望。

50. 贬低

你认为某人是卑劣的,但事实上他不是。你这么想是为了维护你的自尊。

虽然在自恋者身上这已是相当公开的事情,但是贬低也可以以更加隐秘的方式发生。它通常在临床上出现于治疗过程中,当那些人面对许多显著的疗愈性作用的证据而依然抱怨心理治疗没有帮助到他们的时候(即病人的抱怨并不是基于现实情况)。

> **提示:**
>
> 当有人抱怨"治疗没有帮助"时,你需要考虑自己是否应该继续治疗这个人。首先可以尝试去诠释这个人的贬低,指出这是一种针对因进一步依赖你(即治疗师)而产生的焦虑的防御方式。如果你的诠释没有获得效果,那么对于那个人来说,你可能已经达到"最大治疗效益"了,而转介到另外一名治疗师那里,可能会是对那个人的乃至是你的利益都有好处的。对你的贬低、分裂(即你是"全坏"的)和*投射性指责*(这全是你的错)的组合,在伴随抽象思维能力受限同时发生时,会是一个可以使别人对你发起欺骗性渎职诉讼指控的防御机制架构。

青春期和以后——第二生殖器期(13 岁至 20 岁以后)

51. 幽默(Zwerling, 1955; Vaillant, 1992)

你开始到处开玩笑,那么你就不必去想你是多么的心烦了。

OD 先生,33 岁,一名移居到南方的十足纽约人,因为跟女人的关系使他抑郁和焦虑而来咨询我。在他的第十次晤谈中,当他在我的工作室里就坐以后,就开始大声地咂自己的嘴巴。随后,他突然以一种快速而清楚的语调问道:"嗨……怎么说呀,医生?!"

在我笑完以及我们讨论了他那个相当不错的兔八哥模仿之后,他就讲述了自己最近在寻找女朋友的过程中让他丢脸的经历。我们明白了他跟我开玩笑有部分是防御性的,是保护他远离抑郁情绪。在我进一步探索他那些痛苦的冲突以前,他转守为攻,反问了我一些问题(在真相面前与攻击者认同)。

幽默并不总是一种防御机制。有时候,你可能会故意注入一些不恰当的含义、夸张的言语、简明的隐喻、驱力相关的幻想、虐待性的象征和语法上的倒装以达到制造欢乐的目的。

当幽默成了一种以变得"兴奋"、说话快、开玩笑和感觉自己无敌——所有这些特点都是为了缓解抑郁情绪、愤怒和羞愧感——为特征的前意识自动行为(在某些特定情况下的一种自动化防御反应)时,我们可以把这称为轻躁狂(Hartmann, 1939; Lewin, 1950; Almansi, 1961)。

> 提示:
> 不要总是把幽默看作是一种防御。除了它那令人愉快的一面,在治疗过程中的人们还是可以开玩笑的,当他们发展了对自己的内省,结合提高了的观察自我和整合能力时。

52. 具体化(Blos, 1979)

你停止使用抽象化思维(你有能力使用的),而反过来寻找一些具体的、实质性因素来作为你问题的解释。举个例子,你责怪某种"化学失衡"或者寻找一种病毒,那么你就不会想到自己那些有问题的人际关系使你感到了苦恼。

一名58岁的女人因自己29年的婚姻出现了明显的变质而感到抑郁。当她向我问道:"难道你没有一种药片可以把所有这些不好的东西赶走吗?"我说道:"把每件事情都归咎于某些化学因素会让你好受一点,是吗?"她回应道:"嗯。好的。我想我确实需要讲一讲关于自己现在所处的这个恐怖婚姻大片!"

在另外一个案例中,PW女士是一名抑郁的50岁女邮递员,被证实有着抽象能力的抑制,因为她坚决宣称自己的"心情低落"是雌激素低的结果,而不是来源于自己不快乐的婚姻生活。

PW女士曾经被她的妇科医生配服了结合雌激素(药名——译者)以便治疗自己的抑郁症,她后来出现了头疼并变得忧心忡忡,担忧自己会得癌症。她向自己的家庭医生诉苦,家庭医生就给她开了止痛药和进行了很多检查(所有结果都是阴性)。我能够把这些具体化(抽象能力的抑制)行为诠释为一些可以让她不必去面对自己的情绪冲突的方式。

PW女士回应说自己曾经因抑郁症而被要求住院治疗,对此她感到很尴尬。她也很害怕为了情感支持而需要依赖任何医生。随后她开始谈论关于她对摆布自己丈夫的关注而感到的内疚和羞愧。

PW女士的经历中有一部分是她操纵了自己的丈夫使他娶她为妻,那时候她根本上只是对他的钱财感兴趣——为了安全感,以及为了离开她那个令人腻烦的妈妈。

我诠释说她的具体化(在相信自己的抑郁症主要是由激素引起的想法中存在的抽象思维的抑制)保护她远离了内疚感,并且暗暗地把她的注意力贮集起来。PW女士于是得以明白是她的抽象观念,即她因自己想利用完丈夫后就离开他的这种心愿而感到的内疚(自我批评)——而不是所想象的那个躯体疾病——造成了她的抑郁情绪。她的这些冲突导致了她去寻找具体的解决方法来把她的虐待性/榨取性的愿望保留在无意识中,但是允许她在要求男性医生照料她和在体检中碰触她的同时,部分满足她疏远自己丈夫的愿望。

Bass(1997)发现某些人在密集的精神分析治疗中,会拒绝分析师所作的那些明显的诠释。举个例子,这些病人会具体地相信分析师因他们的迟到而对他们感到生气,但没有看到那可能是他们自己的投射。Bass 解释说:"……当分析师得以去诠释那个做法时,其中……(MB 女士)……觉得使他与她的看法一致是必要的,……(MB 女士)……说道:'我要改变你。我要你变得更加像我并且停止变得(跟我)不一样。'"(第667 页)她的具体性是一种被用来缓解分离焦虑的防御方式,这种分离焦虑发生在她对分析师的移情中。换句话说,当分析师诠释一个投射时,这对 MB 女士来说意味着分析师跟她想得不一样。这个想法引起了她的分离焦虑——一种她和分析师不是一体的恐惧。她具体性拒绝接受他的诠释的这种做法,是为了避免对现实分离感到焦虑的一种防御方式。

53. 不认同(Greenson, 1968)
你试图让自己不跟某些人——通常是你的母亲或父亲——相似。

LZ,一名 21 岁的女性,很不情愿地抱怨说关于嫁给她的未婚夫这件事,她还有着其他的想法。她的母亲并不喜欢他,但是 LZ 小姐却辩称他的一些违法行为都只是"小问题"并且还声明说自己的母亲是"强迫性"的。我指出她显然不想要像她母亲那样"吹毛求疵"。她回应说自己并不真的那么爱她的未婚夫,但是她讨厌自己的判断跟母亲的意见一致这个事实。她总结说自己对母亲那种显而易见的批判性倾向的不认同,是导致她要嫁给这个男人的一个原因。

54. 团体形成(Freud, 1921)
你让自己身边围绕着一群人,这样你就不会为自己的情感亲密或者性愿望有所行动。这是一种适应性的舒适诱导物,对于那些在身份认同弥散和性方面感到焦虑的青少年来说;但是在婚姻当中却通常是适应不良的。

一对年轻的已婚夫妇因为多次吵架而来咨询我。那位妻子反对她的丈夫下班后每天晚上都去打台球,却让她独自陪着他们两岁大的孩子。丈夫则抱怨说他的妻子已经对他失去了性兴趣。

通过我评估中的其他元素,我确定不管是那位丈夫还是那位妻子,两人都没什么抽象思维能力。他为自己的"权利"申辩，并且觉得他的妻子"控制了"他，虽然他坚定不移地表示自己对妻子是忠实的，而且他爱自己的妻子和孩子。妻子也申辩了自己的"权利"，觉得自己不愿意每当丈夫想要性的时候就都满足他。

由于他们的自我功能有限，我决定针对他们的问题使用支持性技术手段（见第七章）。我告诉他说婚姻包括了放弃某种程度的自由（例如，每天晚上跟兄弟们打台球），至少对他来说是这样的，如果他想要跟这位妻子有个妥当的婚姻的话。他回应了我的声明（根据彼此共情的客体关系理论），透露说他害怕自己一个人应付小孩。他觉得那是"女人们的工作"。他觉得在一群男人的陪伴下（被保护得）更加舒服。

通过暴露有限的个人信息（两者也都是支持性技巧），我进一步谈论并且给他示范说，在我儿子还是一个幼童的时候，我发现参与帮忙照料儿童是相当令人愉悦的，并且我认为那不是女人们的工作（我也跟他争辩——另一个支持性技巧）。他很诧异，并且说自己会试试看。我随后补充说我认为他妻子对他的性挑逗会更加易于接受，如果他给予妻子更多帮助的话（催眠后暗示和一个指向他妻子的告诫）。他很快也很热情地同意了。

在社交场合中，很多正在寻求亲密关系的单身成年人，会被那些典型的"单身俱乐部"弄得很生气和失望。对于造成他们失望的一个原因，好像就是这种俱乐部的两套不同的哲学观念之间发生了冲突。一种观念认为"俱乐部"应该是让那些正在寻找可能的一对一关系的成年人可以找寻到另外一半的见面场所；以后他们可以离开这些场合去对关系发展的可能性作进一步私底下的评估。相反的一种观念则把单身俱乐部视为青春期作风的再现化身，一种通常会妨碍到一对一亲密行为的终身群体活动（即，一个供"大伙"聚在一起闲荡的场所）——使用团体形成来作为对一对一亲密举动的防御方式。

55. 禁欲主义(A. Freud, 1936)
你避免跟人们接触以便回避痛苦的丧失或批评。

一名已经退休的55岁海军上尉从来没有结过婚。他的性生活包含了跟那些他在一些港口酒吧里认识的女性——有时候是妓女——之间发生的一夜情。没有了海军的生活架构以后,他变得抑郁和孤单。当我探索他为什么没有至少去参加一下镇上的军官俱乐部度过一些快乐时光时,他就抱怨说女人不只是想要性交而且之后还想要一个"关系"。他会被她们那些客体关联的愿望所烦扰,而那些女性则都会变得对他有意见,因为他没有表现得更加具有绅士风度。他解释说自己的母亲在他还不到一岁大的时候就去世了,而他则连续被一些待人冷淡的管家扶养长大,当时他的父亲是一名海军总长,要么常常出海要么在家里喝得烂醉。在学校里,他觉得自己被女生嘲笑因为他不是一名好的运动员。

换句话说,他的禁欲行为好像是在保护他,好让他不会受到焦虑、愤怒和羞愧的侵扰,这些感受是他作为一个人在跟女性建立联结时所体验到的。

56. 同性客体选择

你的同性"伙伴"会减轻你那些跟异性关系相关的焦虑。这跟同性恋客体选择不一样,关于同性恋的复杂性,有着一整套的文献致力于该方面的研究。

这种防御活动一般见于性潜伏期儿童和青春期孩子身上,他们倾向于只是跟同一个性别的朋友聚集在一起,以回避那些异性恋导向的焦虑。然而,在某些成年人身上,在跟异性的亲密相处方面有焦虑或抑郁(失望)就可能会导致他们偏爱于花时间跟一个同性朋友呆在一起。举个例子,一些男人会忽视他们的家庭,而跟自己的钓鱼或者喝酒的伙伴呆在一起。类似的,一些女人在情感上会跟一个女性朋友更加亲密或者花更多的时间,相比于跟她们自己的丈夫而言。(也可参阅第 54 号防御机制下提到的案例。)

杂 类

57. 一种情感对另一种情感(Ackerman & Jahoda, 1948)

你把注意力聚焦在一种情感反应上面,以回避对另一种情感的体验。

那些对自己的处于青少年时期的孩子深夜不回家的行为表现过激的父母,会就孩子对他们规则的违抗而变得过度暴怒,但其实他们常常是不想面对自己对孩子的安全和性格发展的恐惧。

那些频繁地变得愤怒以便回避在跟配偶亲密相处方面的焦虑的人,很可能是边缘型人格者,他们是在防御自体—客体融合焦虑。

58. 高度抽象化

你荒谬地过度使用抽象原理。

虽然在精神分裂症病人身上我们通常看到的是抽象能力的缺乏,但是聪明的精神分裂症病人会进行极端的抽象思考,伴随着言语上的否认和现实的重构。

> 一名患精神分裂症的女大学生把我称为"菩萨"。她解释说这是一个对印度哲人的称谓。她说,她这么做是因为我看起来非常有才智,以至于这个称谓跟我很匹配。之后她就可以将拿我跟一个印度先知进行比较的这个抽象想法,编撰成对生命意义的一个解释了。
>
> 我最终从她那里得知,她对于我有一天会死去感到极度的恐慌,因此她对我乃至对这个世界所假定的理性抽象看法,其实是保护了她远离任何有关我的死亡的念头。不幸的是,她高度抽象化的这种防御方式并不是非常有效。于是她产生了一个妄想,认为自己必须死掉以便维持我的生命,并威胁着要自杀。我必须送她住院,以及将她转诊给另外的治疗师。

在那些不是精神病患者的人身上,高度抽象化可以用一种不跟某些特定感知和记忆相联系的方式来发生。Renik(1978)报告说关于他正在治疗的一个女人:"知觉经验的澄清遭到了回避,通过一个像'这就仿佛是我在一定距离以外看着自己(或者)……我分裂成了两个人'的这种抽象解析。"(第596页)(附加了强调)换句话说,她使用了高度抽象化来协助她对某些不愉快的现实感知的否认。

59. 缄默

你停止讲话以避免被看穿。在儿童身上,一种有时候被称为"选择性缄默症"的综合征,就是以这个防御活动为中心来进行描述的(Kubie & Israel, 1955)。

那位"沉默的卡尔"[7]作为一个成年人,长期机械性地保持安静和没有反应,或许是想在人际交往中防护他自己远离社交焦虑(Slavson, 1969),比如对排斥和羞辱的恐慌。他也可能无意识地把一些自我暴露的象征性意义藏起来不让自己发现。

这种防御操作可作为一种特殊形式的压制,跟判断力结合起来有意识地进行使用,这种运作很好地被 Turow(1977)描写在了《一个 L》[8] (*One L*) 这本书里。在哈佛法学院的第一年里,他对自己在班上的过多发言很是关心,因为同班同学把那些过于频繁地主动回答问题的人嘲讽为"炮手"。他因此决定只会每隔一节课才作发言。

> 提示:
> 虽然缄默可以被诠释或面质为一种防御,但是一些受困于客体关系问题和/或抑郁的人,在治疗中可能需要你对他们说得更多(没有诠释地),以便激发言语表达(Lorand,1937; Zetzel,1968; Kernberg,1984)。

60. 饶舌
你说得太多,但是并不详细或切题。

在那些具有所谓的表演性性格特征的人身上,他们的健谈保护他们远离了多种不同的焦虑。那些具有边缘型人格结构的人可能以说话的方式来阻止治疗师(或任何其他人)用问题或想法来侵入他们的自体影像。那个无意识地将独断等同于男子气概的男性"阴茎崇拜—自恋人物角色"(Rothstein,1979),可能会以喋喋不休来回避感觉到被阉割(被治疗师象征性地"插入"他)。

61. 回避
你远离某些情境因为它们的象征性含义会激起一些冲突性的感受。

回避通常是一个次级防御行动,是在诸如压抑、象征化和置换这些防御已经引起了一个症状(比如恐惧或者一个强迫想法)之后才出现的。人们不是"害怕焦虑",这充其量只是个目的论的想法(C. Brenner,1982a),但是他们会远离那些他们从经验中得知、充满着焦虑和引起象征性的冲突的情境。

飞行恐惧可能在某种程度上,是起因于对充满内疚感的(有时是浪漫的)逃跑愿望的防御。当人们因此回避机场的时候,他们实际上是想回避他们的冲突——这些冲突源于逃跑所可能意味的任何东西(飞机的象征含义)——并且安全地留在家里。

1973 年时的一个例子:在医院的食堂里,一位漂亮的年轻女士噗通一屁股坐到了一群单身的男性精神科二年级住院医生的午餐桌旁。她以非常戏谑又卖弄风情的方式,说自己已经发现我们是精神科住院医生,并且想要问我们一个问题:

"是什么导致飞机恐惧的?"对于她的问题我们全都几乎没有什么回应,因为我们实际上在当时也不知道答案。但是我们对于她的问题表达了好奇。她调情地回答说自己本来在那个周末要去佛罗里达的,但是却一直感受到上飞机的恐惧。

在餐桌上的我的其中一个同事哀怨地问她,她准备去拜访的人是谁。她突然站起来,并且大声说:"我觉得这次谈话结束了!"

在她走开以后,其他的男士都责备那个提问的人,说他"吓跑了她"。他凄惨地辩白。我们所有人都猜测她肯定是去会见某个男人。酸葡萄心理。

在那个时候我们大家都没有认识到的是,除了她的有意识的愿望,希望我们能消除她的焦虑并帮她摆脱飞行恐惧之外,这个年轻的女士可能还无意识中希望我们,从也许是她关于性的一些事情的矛盾心理之中,把她拯救出来。一方面,我们可以去消除她的疑虑,那么她就可以去她要去的地方并放纵自己。或者,我们可以告诉她事实上没有治愈的方法,那么她就必须回避去佛罗里达,在伴随着任何对她来说可能的冲突的情况下。

通过询问她谁是她要拜访的人,我的同事触及到了她可能的性的冲突(并且暴露了他跟那个想象中的佛罗里达男人的竞争)。随后她就离开了桌子以便回避关于这个话题的尴尬情境,以及她在午餐桌上遭遇的,因为事件两头的诱惑而感到的内疚(即,她已经变得对我们感到恐惧,并很显然地通过走开来回避在午餐桌上激起的任何冲突)。

遗憾的是,对于她是否去了佛罗里达,或者如果她到达了,之后发生了什么事,没有得到进一步的跟进。我们从此没有再看到她。

62. 被动

你采取一种依从的或者唯命是从的态度。如果你是为了一个好的理由而有目的地这么做,那么你是在使用判断力(自我功能)来进行"自体可塑性"适应。但是,如果你在一些需要活力的情况下,总是不自觉地默然同意,那么你的被动就是一种适应不良的防御。

病理性的、防御性的被动通常是为了抵挡因报复、伤害或者杀死另外一个人的愿望而引起的无意识内疚感。当一个表面上屈从的姿态同一时间还表达了反抗和愤怒时,我们就可以使用那个叫"被动—攻击"的术语(其中一种最常被讨论到的折衷形成)。

标准地说,被动的发展是心理发育潜伏期(6岁到10岁)的一个里程碑,也是一个会吸引很多教师去执教三、四年级学生的事实因素。然而，如果被动和反向形成（即，服从）在潜伏期阶段被过度严格地实行过，那么儿童可能会在青春期时突然爆发出暴力的、反社会性的行为（Meers, 1975）。

63. 自大感/全能感（Freud, 1913; Kohut, 1917; Kernberg, 1975; Lachmann & Stolorow, 1976; Blackman, 1987）

你相信自己比其他任何一个人对你价值的估计都要更有价值。因此，你不必去面对自己的缺陷，那是一个令人苦恼的心理运作。

现实生活中之所以存在一群显然是遭受着心理发育延迟的、令人难以容忍和无所不能的人，大概是因为有着一些过度放纵的父母。他们的那些童年期对"与众不同"的幻想受到了现实经验的加剧或者调节不足。因此，他们以为自己是上帝给予地球的礼物，而且还依然是"与众不同"的。最乐观地看，他们只是难以对付；任何提及他们的自恋个性的说法，都将不出所料地使他们释放出强烈的愤怒乃至出现自杀想法（如果这个愤怒被转向自身，并继而被用作一种敌意的操纵）。因此，那些高度全能感的青少年也许只能在精神病医院的环境中才可以被治疗。

另外一群不同的人实际上会感觉到自己是低等的和有缺陷的。但是这些以自我为中心的个体会给他们自己打气，以便避免去面对他们的缺陷，以及伴随着该现实的抑郁性情感。他们更多的是运用*防御性的自大感*。在童年期和有时候在成人期的学习抑制中就可以涉及到自大感，因为对学习的需要遭遇到了作为防御的*自大感*——将导致他们暴露在对焦虑或抑郁的意识化状态中（Gillman, 1994）。

> Q先生，一名23岁、有着学习抑制的男研究生，在他童年的时候曾经受他母亲的保护。她不容许Q先生受到父亲肉体上的伤害，虽然父亲似乎对Q先生的兄弟们责打得更多一些。除了许多其他的问题，Q先生发展出了一个自大的观念，认为他对母亲来说是"特别"的，这样的观念在他5岁的时候进一步加剧。在那个时候，他母亲离开他父亲，并把Q先生带进自己的车里。她告诉他——至少从他所记得的印象来说——他现在将成为"她的男人"。
>
> 在一次晤谈中，我向他诠释说他似乎坚持着一个关于他自己的自大观念，以便自己不必去面对其他一些跟他童年经历有关的、非常不愉快的回忆和感受。在随后的一次晤谈中，Q先生说他很担忧自己会在次日上午的一场考试中失利。他

问我他应该做什么。我问他是否尝试过学习,这点让他开始大笑,几乎是控制不住的大笑。他开玩笑地说:"我没有想到过这一点!"但是这默认了他曾经一直回避学习,因为那会"威胁到我的自大感!"

自大性防御越是与跟现实的关系或现实检验的缺陷相关联,那么诊断就越是向精神病靠拢(Frosch,1964,1966,1983)。

64. 转被动为主动

第一种含义:"你不能开除我;我辞职!"因为你担忧自己将会被牺牲,所以你就先促使了自己的牺牲,以便控制它发生的时机。

在没有意识到他们的防御性动机的情况下,那些受过虐待的孩子经常会设法令他们的养父母对自己表现出准虐待的对待方式。在一些性虐待的案例中,那些孩子会变得具有诱惑力,以防敌意性侵犯的重复发生[移情(79)]。在一个受过虐待的孩子身上存在的防御机制群中,可能还包括对攻击者的诱惑(39)、挑衅(41)(性欲的、敌意的以及惩罚的)、投射性认同(4)、投射性指责(5)以及与攻击者和受害者认同(35,36)(Blackman,1991b)。

提示:

养父母必须妥善地应付这些儿童,他们的行为几乎是在引诱那些在安置前发生过的虐待事件的再次发生。这些儿童的行为和态度构成了一种尝试,即试图控制预期的躯体、言语或性攻击发生的时机。有时候建议养父母向这些孩子解释这种防御机制会是很有用的。如果你是那个治疗师,你可以在治疗晤谈中向孩子诠释这种防御。

劝告养父母不要以责打或者隔离的方式来处罚儿童也许是有必要的。即使是"计时隔离"(事实上是作为一种惩罚来孤立儿童)也可以使那些曾经受过虐待的儿童感觉到那种虐待的情况在被重复着;他们随后会变得更加多疑、挑衅和积极地寻找更多的虐待(例如越来越长的"计时隔离")来控制它发生的时机。

第二种含义:你无法忍受等待,因为你将等待跟被动,还有随之而生的对牺牲的脆弱感联系在一起。你因此防御性地采取了行动——不管这是个好主意与否——以便缓解等待所产生的紧张。这是一种在强迫性个体中常见的防御,目的是为了减轻那种没完没了的对自己的关系和判断的疑虑(Kramer, 1983)。

> 一位男士在经历了跟一个时不时拒绝自己的女人两年时间混乱的关系以后,走进了我的治疗室来做他每周一的晤谈,同时向我宣布说他在上个周末已经跟她结婚了。他无法再忍受自己的疑虑了,所以,他说他"就这样做了。如果我犯了错误,你会帮助我度过离婚的(这段过程的)"。

几个月后,我确实做了。

65. 躯体化(Kernberg, 1975; Deutsch, 1959)

你对自己的身体及其功能有着意识上的象征性恐惧,尽管缺乏医学检查上的发现。你把注意力都集中在自己身上,以此来回避抑郁、孤独和愿望未实现,所有那些由剥夺(通常是口腔)产生的痛苦情感。

造成躯体化的原因并不常常都是简单的。在诊断谱上比较病态的一端,身体影像(Schilder, 1935)、本体感受、现实感以及整合能力(如躯体的错觉)方面的缺陷都会造成跟躯体化防御一模一样的症状主诉。

> 一位55岁离异了的商业女性的腹部出现了疼痛。之前两年,有一阵子她的血清脂肪酶曾经有过轻微升高,所以着手做了一个彻底的腹部检查,为了寻找有没有癌特别是有没有胰腺癌。结果没有找到任何病理生理学方面的问题,不正常的脂肪酶水平没有再被检测出来,而且也没有其他的异常状态出现。
>
> 然而,两年以后,她仍然抱怨感觉恶心、拒绝进食,并因此出现恶病质性面容。她曾经在腹上部植入过一根管子作为管饲之用,并且也曾经被不同的医生用抗抑郁药、镇痛剂和止吐药治疗过;她目前的内科医生也在继续做这些事。
>
> 当她有一回被再度收治住院进行药物稳定治疗时,她来咨询了我。在咨询中,她坚持认为自己的痛是"真实的"。虽然我获悉了就在她的疼痛开始以前,曾经有过一段创伤性的异性关系破裂的历史,但她否认自己对于那件事有过任何的情绪反应,并且肯定地认为自己的疼痛与那件事无关。
>
> 她也将自己从所有的人际关系中抽离出来。对于我面质她说她不吃东西将会导致死亡,她的反应是:"我会回家并且慢慢地死去。没有什么是值得我活下

去的。"

我的印象是她退行了并发展出一种关于自己腹痛的躯体妄想。我建议她接受抗精神病药物治疗并且去精神科住院治疗。通过持续不断的辩论和理智化等支持性技术（见第六章），我得以帮助她接受上述两种建议，虽然她并没有放弃自己的信念，即认为她的腹痛是由一些至今还没有被发现的躯体性疾病所造成。

病因学上在诊断谱比较不那么病态的一端，转换症状很好地象征性地防御了冲突，以致人们常常对受影响的身体部位不感到担忧。Charcot（Breuer & Freud, 1895）曾经挖苦式地把转换性障碍病人的缺乏担忧称为美丽的冷漠。

一名38岁的已婚女性为惊恐发作、飞行恐惧症、广场恐惧症，以及性抑制等的治疗在接受分析，所有这些障碍都是开始于她丈夫骑马摔断腿之后。我们都已经明白躲在家里是保护她远离跟丈夫的意外相关的内疚感：象征式地，她各种各样指向丈夫的愤怒愿望（伤害丈夫）都实现了。这个情况被她对自己敬爱的父亲不巧在她12岁时，一场与马相关的事故中死亡的诸多心理反应所恶化。

在大约一年的治疗后，我要休一周假期。她问我要去什么地方。我试图去探索为什么她要知道这些，并且去澄清是什么防御和情感在起作用。然而，她只是平淡地回应说她对自己的打探行为感到抱歉。她希望我和我的妻子①会有一段美好的时光。

当我回来的时候，她报告说她对来我的工作室感到有种害怕。她担忧自己会发现我已经在飞机失事中死亡，而且对我感到了一些"荒谬的"怒火；她把这些感觉跟她父亲的死亡联系在一起。当我把她对我的愤怒和她较早前的幻想，即想象我会很享受跟我太太在一起的假期连接在一起时，她突然僵直在沙发上并且紧握双手，仿佛要以她的指端抓紧某些东西。她报告说这都不是故意的。

我以分析性的方法来处理这个急性的转换症状，通过询问她的联想。她说自己不想要做任何错误的事情。她喜欢我做她的分析师。她痛苦地想起了自己想要掐死自己的母亲（以她的双手）。突然，她泪如泉涌大哭起来，她想起了自己是希望母亲死掉而不是父亲！

---

① 实际上，那时我还没有结婚。

当她的哭泣平息以后,我对移情的一部分向她作了诠释:她在我沙发上变得麻痹那么她就不会伤害我了。我将必须留下来并照顾她,因而就无法回家跟我妻子在一起。然后她又哭了,而她双手的痉挛状态消失了。她随后回忆起了一件事,就是从大约5岁开始,自己总想要跟父亲睡在一张床上。当她发现卧室的门被锁上时,她就去一个哥哥的房间里,并且想着:"我希望我的父亲死掉。如果我不能拥有他,那么他死掉的话就没有人(包括母亲)可以拥有他!"

她的转换性手痉挛的发作,是惩罚她因为她对自己母亲存有的敌意愿望,是阻止她对此见诸行动,以及迫使她父亲来照顾她。事实上,多因决定(多重含义)更加强大;那些被发现是她躯体痉挛的防御性元素的隐含意义,经过后来的几次晤谈被有条理地进行了分析。

66. 正常化(Alpert & Bernstein, 1964)

由于要你承认自己有情绪上的困扰会使你不安,于是你使自己相信你并没有什么东西真的不对劲,你只是经历着一种每个人都会遭受到的正常生活变迁。举个例子,一名32岁的已婚妇女以一种很糟糕的口气说道:"朝着你的孩子们大叫大嚷是很正常的,难道不是吗?"这种防御有点像是灾难化和病理化的夸大(76)变型的对立面。

正常化在那些孩子被送去做情绪问题评估的父母当中极为常见。他们倾向于不想看到他们孩子的病理问题,即使他们都同意评估是有必要的。在跟年幼孩子的父母建立治疗联盟的过程中,讨论正常化如何防御他们的悲伤和自责会是相当重要的。

> **提示:**
> 不必对那些在咨询过程中使用正常化的成年人过于操心。试着去寻找*最小化*(75)、*合理化*以及*外化*等伴随的防御。温和地帮助当事人利用他们的观察自我来注意到这些防御机制的存在。不要忘记,那些被避开的东西有可能就是不正常而令人尴尬的。

67. 戏剧化

你在自己的行为或言谈中注入了额外的情绪以便缓解因未被注意而产生的内心冲突。

提示：

试着不要去评价戏剧化的人（想要被注意）的愿望。通常更加具有治疗意义的是，去向他们说明戏剧化防御性的一面，即避免未被注意而产生的恐惧。

68. 冲动化 (Lustman, 1966)

撤消（12）的一种特殊形式，防御性冲动化必须跟冲动控制（一种自我力量——见附录二）不足区分开来。

作为一种防御，一个人将依照驱力来行事以便减少紧张感或者不愉快的情绪。举个例子，当一个女人的丈夫离开自己以后，这个女人马上出去并跟陌生人发生"随便的性行为"以便缓解自己的抑郁。

这种防御在电视剧《欲望都市》[9]（*Sex and the City*）的某些片段里也有被举例说明，其中一群女人儿戏地对待"随便的性行为"或者"像男人一样地发生性行为"，为的是消除她们与自恋/心理变态的男人的不幸邂逅而引起的不快、寂寞、性挫败和自尊困境。

69. 物质滥用 (Wurmser, 1974)

你用一些调合物来镇压强烈的，且通常是不愉快的情感。

绝大部分的媒体把注意力集中在药物和酒精滥用者身上，认为这是自我的缺陷（在冲动控制方面）。然而，不是所有的物质滥用者都是弱小的。一些人是借助物质来缓解那些极度痛苦的感受。对物质的防御性使用的诠释，对于那些有稍微好一点的自我功能的药物滥用者，特别是在他们第一次"戒除"了以后，会是很有帮助的。

70. 黏人 (Schilder, 1939)

紧紧地抓住那些拒绝你的人，a) 以便缓解因失去他们，b) 当他们（共生性客体）不在视线范围内时因自尊下降而产生的抑郁性情感，或者 c) 因指向他们的敌意冲动而产生的焦虑。

71. 哀怨

不停地抱怨是因为你不想看到自己那些得不到回应的愿望中的丢脸而幼稚的特

性受到照顾和纵容。

事实上，那些哀怨者们可能会因为不开心而指责他们自己，但是当他们在哀怨的时候会较前者少一点不开心。

72. 假性独立

因为你在口欲期愿望（让别人来照顾你或者仰赖他们的建议）方面感到尴尬，于是你就变成独行侠，从而不必过于依赖任何人（Kaplan，1990，第19页）。

> K先生，一名61岁的投资银行家，刚刚经历了一次心脏病发作。尽管他的心脏专科医生嘱咐他在几天内要避免激动，但是护士却发现他在自己的医院病房里踱步，通过手机在操控着他的那些投资买卖，以及偷偷摸摸地拿着香烟出现在大堂里（没有再吸氧）。

K先生的假性独立减轻了他因为需要医疗照护而产生的尴尬，他将此等同于羞愧、孩子气和口欲满足。需要注意到他在同一时间还使用了*自大感*（63）和*自我功能的抑制*（48）。

73. 病理性利他主义（A. Freud, 1936）

一种投射和与受害者认同（36）之间的组合。帮助贫困者使你忽视自己的口欲（依附性）驱力，而它却被投射到了接受者身上。你代理性地享受被照顾的满足感，与此同时，你以剥夺来惩罚你自己，以便缓解因为你的贪婪而产生的内疚感。

正常的利他主义起源于一种共情性协调与分享和慷慨的超我价值观的组合。然而，病理性利他主义是一种有害和自我毁灭性的防御，它跟*受虐性挑衅*（41）、*反向形成*（11）和*自大感*（63）经常同时存在于那些不明智地将自己大部分的人生积蓄赠送给一些虚假事业或冒牌组织的人身上。

74. 点煤气灯（Calef & Weinshel, 1981; Dorpat, 2000）

你在其他人身上引发精神紊乱以便摆脱你自己的困扰感受。接受者殷勤地内射了这种混乱性的破坏。又或者，你使另外的一个人相信他是愚蠢的或者将要发疯。经典电影《煤气灯下》[10]（*Gaslight*）（Cukor，1944）提议了这个术语。

> **提示：**
> 点煤气灯者的受害者可能就是那个来咨询你的人。这将是一个复杂的处境，如果你一直没有遇上那个经常拒绝哪怕是一次咨询，并把所有的问题都归咎于"煤气灯下者"的点煤气灯者的话。需小心不要对那个作恶的嫌疑人轻易发表意见。你可以诠释这种防御，通过向人们指出他们描述事情的方式，即它听起来就像他们会比较愿意接受把自己视为"发狂了"，而不愿意对那个被他们描述为逼得他们发疯的人表示谴责。

75. 最小化

你意识到一个痛苦的现实但却有意地轻视这个现实。你可能会有点过于经常地说："没什么大不了。"

这可以说是一种特别难以被诠释为病态的防御机制，尤其是当一些心理自助书籍倾向于建议人们更多地使用这种防御〔《别为小事冒冷汗》(*Don't Sweat the Small Stuff*, Carlson, 2002)，和其他类似的〕。

最小化常常被发现和批评性判断的抑制一起出现，特别是在青少年中。加上一个逆恐的机制，那么这个人就会陷入麻烦了——无法进行批判、最小化危险，并且还倾向于以一种危险的方式行事。

> **提示：**
> 当这个防御是病态的而需要去对它进行诠释时，你可以告诉人们你觉察到他们的某些反应实际上可能不是"那么的一件大不了的事"。然而，他们说那句话（或者一句类似的）的频率，或者他们使用那句话的情境，却使得你想到他们因而是在掩饰着一些其他不愉快的想法。

76. 夸大 (Sperling, 1963)

你在某件事情上渲染得太过头了，因此大多数情况下你和其他人不会觉得你是不能胜任的。

灾难化。 这种防御的一个变型就被称为灾难化。这发生在那些对一些相对较小的事件过度反应的人身上，就好像那些事件是大灾难一样。

一个三年级的女孩在一次家庭作业中得了一个 C 级评价。她的母亲告诉她说她必须做得更好，然后通过使她早点上床睡觉来惩罚她，并且就如此差的成绩无法上大学一事的危害训斥了她。

如上所述，灾难化通常是对抗因什么事都做不成，或者坏状况将持续存在而产生的焦虑的一种防御机制。

病理化。夸大的第二种亚型是*病理化*。意思是人们把某些其实是相对正常的事情判断为情感上错乱的。

PQ 女士感到担心，因为她那个 2 岁的唯一的女儿有时会打她。而且，这个女儿还没有接受如厕训练。当我对那个情景进行探究时，我发现她的女儿是在妈妈没有关注到她的时候才击打她妈妈的。

我向 PQ 女士解释道，如厕训练常常在 2 岁的时候都还不能完成，但可以很容易就带到 3 岁或 4 岁，尤其是对第一个孩子。

关于那个击打的事情，我劝告说这在 2 岁的孩子身上是一种常见的行为。她应该教自己的女儿在她想要某个东西的时候，不是去击打妈妈而是代之以告诉妈妈。

PQ 女士把孩子的击打和缺乏如厕训练看成是病态的。在如厕训练这件事上，她病理化以便减少她担心孩子将永远学不会而产生的恐惧。关于孩子的击打，她也病理化了对一个沮丧的 2 岁婴儿来说正常的反应，作为回避面对孩子对自己母亲亲子时间和关注的积极追求的一种途径。

那些对自己孩子的躯体主诉，常常是没有什么大碍却表现出过度反应的父母，将会在生病的孩子身上变得过度投入。由于多重投射和共生性幻想，这些父母可能会发展出一种持续而无法摆脱的想法，认为他们的孩子有医疗照顾和特殊治疗的"需要"；有时候这些孩子通过发展出持续的心身或心理生理症状来顺应他们父母扰动的愿望。Melitta Sperling(1957)创造了"心身客体关系"这个术语来描述某些母亲和她们小孩之间的病态联系。更近的是，儿科医生已经把这个问题称为"代理孟乔森综合征"[11](Mason，2001)。

77. 普遍化(Loeb, 1982)

你把一个人看作是一个你不喜欢的群体的一个部分，这样你就不必那么地憎恨这个人了(Blum, 1992)。

> 一个已婚的中年男子，通过分析性治疗，意识到他对自己妻子的"和蔼"减少了自己因指向她的敌意而产生的内疚；而且，与此同时，他无意识地通过"以仁慈杀死她"来表达自己的敌意。他接着说道："但是所有女人都是令人讨厌的！"

换句话说，他的敌意现在朝向了"全部女人"这个群体（防御的变化），那么他就不必去面对自己对妻子的批评了(C. Brenner, 1975)。

78. 现实重构(Freeman, 1962)

你改变自己对所发生事情的印象，在否认了现实以后。

神经症者这么做以便缓解内疚或焦虑。Kanzer(1953)建议治疗师要注意跟这些人重构当下的现实，在基础地解构了他们那些令人难以理解的描述以后。换句话说，如果一个人对事物有一个扭曲的看法，在搞清楚存在曲解以后，可能有必要去找出在故事中有什么东西是被略去了的，并且帮助这个人把它填补起来。

更加常见的是，现实是痛苦的，所以分裂样或者显性精神病性的患者会自闭式地创造他们自己的现实，以便辅助撤离的防御机制。

注意：在艺术家当中，包括小说作家，他们的那些创造自己现实世界的行为常常是跟特定的运用退行的熟练能力有关联，这种能力服务于自我而不属于一种防御。（我认为它更多的是一种自我力量。）所以，写作像《黄金罗盘》[12]（*The Golden Compass*）(1996)这样的幻想小说的能力并没有使 Philip Pullman 这位作家变成精神病。相反，他表现了一种以形式上的退行(96)（使用一些初级过程的幻想）来帮助他在创造性写作的智力追求①方面的能力。

---

① 另一方面，有趣的是一些有创造力的作家曾经是精神病性的，至少是有时候。Ezra Pound 就是其中的一个例子。

79. 移情(Freud, 1914b; A. Freud, 1936; Loewenstein, 1957; Marcus, 1971, 1980; Blum, 1982)

首先,你无意识地将对既往情境和人际关系的记忆(包括欲望、内疚感受和行为上的期望)转移到一个当下的人的影像上。接着你对当下的这个人以你曾经在过去使用过的防御方式来应对,以图处理好这个同样的或者相似的情境。

这样的两步防御帮助你忘记过去发生的事情(Freud, 1914b)。与此同时,你试图通过替代的方式再次经历他们和/或象征性地改变结果,来征服那些不愉快的记忆。

G 医生,一位 40 岁的外科医生,前来找我咨询因为他老是迟到。这个问题已经给他在医院里造成很严重的麻烦,尤其是对那些预约安排好的外科手术而言。他还曾经有一次因为没能及时完成病历记录而被从医疗岗位上停职。

当我通过电话跟他落实初次的咨询会晤时,我要求他带一张支票来支付那次会晤的费用,他同意了。当初次咨询进行到尾声的时候,我给了他一张结算单。他说他忘记了带自己的支票簿,并询问是否"可以"让他在下一次的时候付费给我。对此我想了一会以后回答说:"不行。"

我们两个人都站着;G 医生盯着我的眼睛看。带着一些恼怒,G 医生问道:"难道你不认为我能担当这些钱?"我回应说那不是一回事。他事先已经跟我作过约定,而现在他却要破坏这个约定,并且还要我让他摆脱这件事。这看起来类似于他在那么多其他情况下"迟到"的做法,在那些情况里其他人没有对他更加宽容使他很苦恼。我认为重要的一点是,他要按照原先的约定缴付费用然后接着分析为什么这件事令他感到生气。G 医生说:"我在街上看到一台自动取款机。你要我现在就去取钱并带回来吗?"我回应说那样很好,他可以把现金交给我的工作室经理,经理会在他的那张结算单上注明这笔付款。

G 医生去取了钱并付了账单。在往后他接受分析的六年里面,我们发现了在那个第一次的晤谈中,他重复了他跟自己父亲之间诸多问题的其中两种。第一,他想要通过破坏约定来对我表达攻击,并使我让他"摆脱那件事",就像他父亲常常做的。第二,他把我激怒以使我因他的不顺从而惩罚他,这也是他父亲曾经做过的。①

---

① 经典精神分析作为严重个性问题的治疗的其中一个优势是,躺椅的使用伴随分析师在其后面和在视野之外,促进了可分析的移情的出现。

这些移情保护他不再回忆自己对父亲的愤怒。直到我们分析这些行为以前，他一直理想化了自己的父亲。分析他这种企图对我不礼貌的移情基调，是对他了解并最终减少他的严重拖沓行为相当有帮助的。

80. 解离

你不只是忘记了一个想法（压抑），你也没有意识到关于你自己的完整面貌，比如个性元素、驱动力、内疚反应、记忆和防御。

一些治疗师和分析师（I. Brenner，1996，2001）报告称在那些童年时曾经受过性虐待的成年人身上发现"更换现象"（替代性人格），并立论指出解离是当整个人格面貌"分离"并变得无意识，以防御来自童年期的被挑起的强烈情感的一个过程。

Armstrong（1994，第353页）发表意见指出多重人格障碍的鉴别诊断包括精神分裂症："许多多重人格障碍的症状……显得酷似精神病性现象，例如听到内在声响和体验到'编造的'感受和行动"。

相反地，Target（1998）在她的综述中发现有许多研究提示说"恢复的记忆"是产生于治疗师诱导的虚构。一个与此相关的观点（Frosch，1983；Gardner，1994）则认为当人们的经验相信他们自己是被那些需要对他们冲突的态度负责任的他人所占据的时候，那么那些信念将牵涉到：压抑、隔离（情感的）、分隔、分裂、压制、搪塞、移情、观察自我的抑制，加上泛灵论和具体思维。这个自我的缺陷和防御方式的集合在很多精神分裂症案例中是标准的，导致了许多作者把多重人格障碍看作本质上就是一系列的妄想（部分是防御的）发生在了聪明的精神分裂症病人身上（Rosenbaum，1980）。

在一个完全不同的脉络中，Whitmer（2001）也就解离的概念提议了一个可供选择的定义："……在解离时，主体凭借其他人给到主体自己的感知的意义，来建构他或她自己的经验……"（第812页）

虽然他没有从防御活动的角度来描写解离，但是我认为利用别人来形成涉及自体影像的概念的这种做法，至少在某种程度上是一种防御操作。究竟是哪一种情感被防御了也许是会有变化的，但是自体分解（"湮灭"）焦虑很可能是其一。

临床上，Whitmer的定义对很多在治疗中好像把他们对自身的观点移交给了治疗师、妻子、导师、老板，或者其他类似者的人是适用的。

81. 恐光症(Abraham, 1913)

你对光回避，以便逃避与其他事物相比，你那强烈而充满内疚感的意欲观看（窥视色情癖）的愿望，尤其是那些受到禁止的性场面。[①]

这种防御常常是广场恐怖症患者的一个特点。其他的人则是对光过度的"敏感"，并且甚至会在你的咨询室里要求你把灯关小（会是一个引人注目的请求，因为绝大部分治疗师的办公室都不是极为光亮的）。

> **提示：**
> 当人们要求你去把灯关小时，你也许可以借机向他们说明，这种行为是作为来自他们自己无意识愿望的，在咨询回合中"不要看见"太多的替代品。于是他们所不想要看见的东西，连同被避开的情感，一起都会变成意识化的了。

82. 冷淡(Greenson, 1949)

你对于参加到活动当中没有任何特别的兴趣。

冷淡的人未必都是懒惰或者负面的。他们显著的缺乏热情保护他们远离了因私人信息的暴露而引起的沮丧和/或焦虑。同时，他们不必去意识到高度幼稚和口欲性的希望被照顾的欲望，或者去面对他们想控制世界（和不是被控制）的施虐性愿望。

83. 恐吓他人——欺凌(Knight, 1942; Blackman, 2003)

极其常见的是，这种行为的目的是为了缓解恃强凌弱者因为失去爱而产生的负罪感和焦虑感。Knight发现"……好斗的态度激起了敌意的反应，而这种反应又增加了他们的焦虑，并因此产生了更多的攻击性行为的需要。因此一个恶性循环就这样形成了……"（第443页）。

[①] Abraham(1913)提出观点说太阳（和光）可以有多重象征含义，因此避开阳光也是有象征性的。经过几个案例的仔细而漫长的研究，他总结说光可以代表"……父亲的……仔细关照的眼睛"，而因此恐光症是"想要从（它）那里被移开的愿望"（第175页）。

关于一个男性病人，"……在治疗的时候他依然因为害怕而避免看到任何他母亲身体没有遮盖的部分，除了她的脸和手之外。即使看到她穿着一件带有开领的短上衣也曾经造成他很大的苦恼"。进一步的联想导致了引人注目的发现，即"……禁止看看自己母亲的这种禁令是产生于更加特殊的禁止看到她裸露，尤其看到她的生殖器的禁令。不被允许看着她的这种思想……（被置换到了）'不能够看着太阳的光'的畏惧上"（第177页）。

恐吓在新病人当中是相对罕见的；大多数人在首次来咨询我们的时候都处于严重的情绪困境中，因此他们通常是小心翼翼的，不会冒犯别人。然而，有些人则会以"面试"我们的方式来展开咨询；那就是，询问许多关于我们是否觉得自己有能力帮助他们的问题。他们常常暗暗地迫使治疗师陷入内疚，而这些内疚感跟治疗师因应他们巧妙的攻击而开始出现的无意识的（有时候是有意识的）报复性幻想有关。

> 提示：
> 一个来向你咨询的人永远有权知道关于你的培训、你对诊断和预后的大概想法，而绝大多数治疗师会常规地回答那些问题。然而，过量的这类问题则可以是控制彼此互动以防御强烈焦虑的一种手段。你通常可以把这种控制的特征带进一个人的关注中，而这样可以把恐吓这种防御摆到台面上来讨论和分析。

84. 弥补不足（Ackerman & Jahoda, 1948）

你对那些不像你一样有缺陷（尤其是在个性方面）的人发展出了一种有偏见的憎恨。于是你参与排斥和赶走他们。

一个31岁的单身男人仍然在大学里致力于获得他的学士学位。他曾经有过几种"化身"，一会儿去当酒吧侍者，一会儿又去尝试做木匠，并最终回到了学校去主修社会学。他吐露说自己很钦佩希特勒和纳粹，因为他们知道自己要的是什么——完美，并且知道他们憎恨的是谁——犹太人。我得以向他指出，某种程度上他希望去跟纳粹认同，他设想自己将会更好地了解自己是谁；这样就会减少他的抑郁感受，这种感受是因为他还不能"找到他自己"。他表示了同意，随后还为自己对纳粹主义感兴趣而坦承内疚，他知道这些是"怪异"的，因为他并不赞成他们的那些统治世界和种族灭绝的政策。

85. 心因性抽搐（Aarons, 1958）

你的身体突然抽动或颤动以释放张力同时避免意识到情绪上的冲突。假性癫痫发作代表了这种防御的一种严重形式。

马勒（1944）将心因性抽搐从以神经病学为基础的现象中区分出来，并总结说它"……可能象征着一种攻击性姿态，或者是对抗无法忍受的紧张和跟外在世界的冲突的自我的神奇的防御性运动作用"(增加了强调,第435页)。

> **提示：**
>
> 记住一点可能会有用,那就是这个防御操作也许会在一些儿童中被涉及,当某些Tourette's综合征的症状存在而神经病学证据是缺乏的时候。那么这时就可能有机会去诠释这个通过精神运动性释放来避开攻击性或性欲的幻想的防御性动作。同样的,在成年人中,要记住可能存在着跟其他思维元素不整合的精神运动性控制,这提示着一种可能的精神病性偏好(Bender,1944)。

86. 内省(Kohut, 1959; Fogel, 1995)

作为一种保护措施,你对自己进行观察。换句话说,你开始利用你的观察自我来管理情绪(类似于使用智能来作为一种防御)。科胡特(1959)指出,"……内省可以……构成一种对现实的逃避"(第466页)。

另外,一些人或者是从小就被教育成以"过度分析"他们的想法和行为来作为控制情绪的一种手段,或者是由于存在着因失去控制而引起的强烈焦虑使他们把自己的观察自我发展到了一个夸张的程度。

> **提示：**
>
> Fogel(1995)建议:"有效的心理治疗工作要求(在治疗中使用这种病理性防御的人们)忍受'创伤化'——一种暗中破坏他们很多的了解自己感受到和想到什么的能力的失区别体验。"(第793页)换句话说,在这样的情况下,允许人们在治疗中"自运行"[13]是一种错误。他们会作出他们自己的诠释,并且看起来知道自己的冲突,但是却没有获得任何改变。

不去干扰人们对于一些折衷形成的自行"分析"常常是在治疗后期一种很好的技术,因为治疗师比较被动的姿态会帮助促进人们的自主,以及他们将自己从治疗师那里区别开来的能力。然而,对那些防御性内省类型的人,最好是去面质让他们知道自己的内省是病态的,连同他们的疏远、理智化、和/或自大感一起,当这些存在时。

87. 有保留的同意(Abend, 1975)

你表达了部分的同意,作为一种回避你的反抗性愤怒的方式。

Abend 是这么表述的：

> 我脑海中会想到那些个体，他们不是以怀疑或争论来回应，而是按照一种可以被称为"是的，但是"的反应公式，一种否定的类似语。他们看起来是接受诠释的，尤其是对那些由于先前的分析工作而感觉熟悉的。然而，很典型的，他们会在自己认可的东西里面加入这样的信念——他们并未有意识地把这点认作是一个矛盾——即某些在外部现实中的因素，也同样扮演了决定那些正被分析的行为、想法或者感受的一个重要部分。（第631页）

他补充道："作为一种习惯，这些患者对于自己不同意治疗师的诠释的愿望强度相当缺乏认识。"（第631页）

88. 自我弱点的本能化（Blackman 1991a）

由于在情感耐受性（见附录二）方面的弱点，你太容易被情绪所征服。然而，你对这个自我弱点感到非常难堪，以至于你防御性地相信它只是女性气质而已，不是软弱。

在那些被同性恋幻想（Coates & Person, 1985）严重滋扰而寻求动力学治疗的异性恋男人中，这些幻想常常反映了一种"女子气的"象征，它防御了因冲动控制和情感耐受性方面的弱点而引起的羞愧感。相反地，"男子气概"对这些男人来说，可以代表自我力量和/或暴力。

这种防御也同样见于一些女性，她们通过相信自己"只是"女子气而已来为她们的自我弱点（在情感耐受性或冲动控制方面）辩解。关于这些失常的女人功能方面的缺陷，那些认为有着这些自我弱点的妻子都"只是""较弱的性别"或"比较情绪化"而已的丈夫，很可能是在使用着合理化和本能化的防御机制。

男子气概与暴力和自我力量之间的等同有时候可见于那些老套的"摩托车少妇"，她们试图修正她们的自我弱点，方法是首先性别化自己，接着是使自己贴近那些她们视为"强壮"的粗暴男人。

89. 不真实（Akhtar, 1994）

你伪造事实，大概是习惯性的。这给你一种跟他人联结的感觉，而同一时间你背地里保持着情感上的距离。

虽然对于青少年来说,去试着"套上"各种不同的角色、为社交去制定策略("接着你说了什么?")和去做作地表现(比如说装"酷")并不是罕见的,但是如果这些现象中的任何一个持续直到成年期,那么它们就倾向于是病理性的了。特定的情境下不真实保护一个人远离因个性而产生的焦虑,或者远离由于真实反应的暴露而招致的嫌弃。

> **提示:**
>
> 不真实应该在治疗早期就被适度地面质,因为它可以防止在晤谈中诚实沟通的低流量。我对防御性不真实的经验是,人们情绪反应的虚假有时候可以以一点幽默的方式来使他们注意到。一个这样的评论:"我想知道你是否真的相信那些?"可能会有利于迈向理解这个防御,尤其是如果回答跟"嗯,也许不,但是我不习惯这么诚实"是一致的话。

90. 超合理性(Spruiell, 1989)

你使用现实检验和次级过程(逻辑的,时间导向的思维)来回避情感。

合理性是个功能复合体。在弗洛伊德(1900a)职业生涯早期,他创造了"次级过程思维"这个术语来指那些逻辑的和时间导向的想法。虽然在精神分析文献(Goldberg, 1976;Asch, 1982)中有提及超合理性,但是它并不经常被特地称为一种防御。

> **提示:**
>
> 本质上,如果一个人在治疗中告诉你的几乎每件事情都讲得通的话,你就可以怀疑为什么找不到情绪上和非理性的材料。你可能会指出他们是在使用一种回避动作,像"只是事实,夫人";或者你可能把这种机制称为一种"生硬"。不管是哪一种,一旦你提及这个,你就要为情绪的倾泻做好准备——而它可能会是朝向你而来的盛怒因为你扰乱了他们的控制感——一种被 Rosegrant(1995)论述过的肛欲期特征。

91. 含糊(Paniagua, 1999)

你只是婉转地提到你所想的,所以没有人可以真正地说出那些仍处于隐藏状态的细节。

一位中年妇女在晤谈中抱怨说她过了"一个很糟糕的周末"。她的丈夫性情暴躁。他们之间的交谈是"无用的",然后他们就进入"疏远的平静"中。当我向她指出说她好像在回避任何细节的时候,她开始哭了起来,并且说那些细节都"太痛苦"了。接着她就渐渐地透露了一些过去的事情。

> 提示:
> 含糊在首次咨询中是极为常见的,虽然它在后来也会发生。你可以提请人们对含糊的注意,向他们指明说他们给了你没有完整故事情节的一些"头条",这对你来说暗示着他们在进入细节时有一些困难。

92. 超唯美主义 (Paniagua, 1999)

你一心一意想着美和/或真理,因而回避了令人不愉快的现实、你自己的攻击行为,或者令人反感的情感。

这是一种在有高度教养的人身上特有的问题,他们会唠唠叨叨地谈论某些思想、阐述和其他类似事物的美感,占去了原本用来了解他们个人问题的那些时间。然而,任何人都可以陷入对你办公室的布置或者令人愉快的天气的评论中,以避免一些"不漂亮"的想法。

> 提示:
> 一个相当轻而易举地进入这个防御的方式是,确切地提出说某人所正在描述的事物的漂亮的议题,也许是"比你不久前才提到的某些其他的想法和感受要漂亮一点点"。

93. 肤浅

你毫不犹豫地说着话,但是你并没有想要表达很多。

一位35岁的单身女性在治疗中诉说了一个梦,在梦里有个男人(样子长得像我,即她的分析师)请求她嫁给他。接着她就继续讲了一段相当长的关于自己的依赖性的内容,并引用了若干个关于她的寂寞的理论,包括了与她母亲的隐居认同。虽然这些认识都是正确的,而且受到先前在治疗中的工作的影响,所以知道这些认识也并非不真实的,但是它们看起来都不像是由衷之言。

我向她指出说她似乎在仔细核查着先前关于依赖性的理解,有点像是在进行着一项考试,但是我并不确定,在这一点上,她是否想要表达很多她所正在诉说的东西。我注意到她不知道怎么的,并没有直接提及在梦中关于她对嫁给我的幻想的那些材料。她回应说:"你说得对!我不想去谈那些!"

94. 躯体暴力(Glasser 1992)

通过抵消一个人对你造成的影响,你"作废了这个客体",因为你对他感到不愉快。

躯体暴力有一个很长而又引人争议的历史——和平主义者对美国步兵(一战),孤立主义者对备战者(二战),鹰派对鸽派[14](越战)。然而,在咨询室里,我们一般情况下涉及的是在个人人际关系中的问题,而躯体暴力是一种特别有害的防御操作。虽然它在男性当中更加常见一点,但是那些责打自己孩子的女性也使用这种防御。

Glasser(1992)在我们对暴力的理解方面的贡献是,他使我们知道暴力并非简单的只是一种充满仇恨的破坏欲的宣泄,或者仅仅是一种用于自保的防御机制。在某些情况下,人们可以使用躯体暴力来防御任何人,不让他们对自己有丝毫的影响。摧毁自体与他人之间的情感联结的这种想法,通常有来自客体关系病理的决定性因素(换言之,紧紧抓住其他人并与此同时企图破坏他们情感生活对自体的冲击作用)。

> **提示:**
> 可以到那些处于离婚阵痛中的人身上去寻找这种防御。他们很可能希望去摧毁那个跟自己分居的配偶所造成的气人的影响,并可能将这个态度置换到自己孩子身上。因此,对于那个平时很和蔼,但突然因为儿子"把自己的晚餐搞得乱糟糟"而在他脸上掴了一巴掌的好母亲,你可以试着去诠释说,在那一刻她必定无意识中希望阻止孩子引起她任何的情绪混乱,而那个"搞得乱糟糟"是她对自己丈夫的所作所为——把婚姻搞得乱糟糟——的感受。

95. 与受伤客体认同(Kitayama, 1991)

你肯定自己是受伤了的,并且以那样的状态在工作,但是那不是事实。这个不真实的信念在保护着你。

一名40岁的男人没有完成好自己的工作。然后他总是会向自己那位很想设法帮助他的妻子承认自己这个缺点。当我向他指出说他似乎喜欢将自己表现为受伤的并且缺少才能的人时,他表示同意。他把自己称为一只"受伤的鸟"。接着他思索着自己是如何像一只小鸟的,一只在他三四岁时曾经试过拯救的小鸟。它掉进了一口井并在鸣叫着。他以为它受伤了。同样的,他自己也几乎掉进了那口井,因为他的母亲没有看紧他。

他与这只受伤的小鸟的认同庇护了他(防御),使他不会察觉到因自己强烈渴望一个母亲般的人物来注意他而引起的羞愧感。同时,他无意识中把自己对母亲般的救助的愿望置换到了他妻子身上。

96. 形式上的退行(Freud, 1900a; Blum, 1994b)

你停止用逻辑的、时间导向的思维(次级过程思维),取而代之地以象征性的、精简的方式(初级过程)来思考。从次级过程变换到初级过程保护你免于达成痛苦的结论。

这种防御惯常地见于夫妻间的争吵,期间一方或者双方都赞同说他们是在"没事找事"。

例1:一名丈夫抱怨说他的妻子"提及了一些10年以前发生,连我都记不得的事情"。换句话说,他妻子把现时的困难跟非常久远以前的恼怒凝缩在一起,这个凝缩的发生显然是要防御她当前沮丧的强度,而对此他感到难以理解。

例2:一名主妇抱怨说她的丈夫"不合理地选择与孩子争论"。事实上,她为自己没有在上班而感到内疚,并且她通过玩笑似的对待他们的"好命"——不需要像她自己在年轻时那样被强制去做他们的家庭作业,来缓和自己对孩子的懒惰的指责。

此外,她对自己丈夫过长的工作时间感到苦恼。她对他的工作安排进行了抱怨,但是她知道他对此无能为力。她因此为自己对丈夫生气而觉得自己"不合理"。

除了投射到(看见)她丈夫身上她自己对孩子批判的态度和她自己"不合理"的感觉以外,她还防御性地退行了。她把孩子跟自己凝缩在一起,以至于她对自己丈夫批评孩子不做功课感到生气,如同她也批判自己没有工作那样。

97. 超警觉

你总是随时留意着,即使是在完全没有必要时。

这种防御保护人们远离那些充满焦虑的,担心会被来自他人的攻击性、性欲或情感所惊呆的想法。超警觉通常出现在一个驱力的愿望先被投射之后：人们在其他人身上看到了他们自己的性欲或攻击性；然后他们就变得超警觉以便保护自己远离他们自己投射出来的(受禁止的)念头。

98. 时间置换到未来(Akhtar, 1996)

你一直想象着"只要……"或者"有朝一日……"某些东西将会是如何的美好。

这些幻想能避免你对无法实现的东西感到悲伤,和避免你在自己当前的生活中体验到愉悦感(受禁止的)。

> **提示：**
>
> Akhtar(1996)推荐了几个步骤,对于处理那些使用这个防御的人,其中包括了以下几步：打破这个人的过度期望,对该破坏的结果进行分析,促进因而产生的哀悼,以及重建引起这个对过度期望的需求的早年脚本。

99. 疲劳

你感到疲惫,但是对此没有符合逻辑的原因。疲劳保护你以免你知道自己身上一些龌龊的事情。

疲劳是一种在普通医疗诊所中可以听到的极其普遍的主诉。每十年都会带来对于这个现象的一些新的可能的"医学"解释。最近的是,"慢性疲劳综合征"被认为是所谓的 EB 病毒造成。之前的十年,低血糖(面对一个正常的葡萄糖耐量试验结果)则是比较流行的说法。一旦那些通常可以引起疲劳的医学实症(包括癌症、甲状腺疾病、肾上腺疾病、传染病、糖尿病、风湿性关节炎和其他"胶原"病)被排除以后,对诊断的努力通常就会转向情绪领域。

把疲劳纳入为一种防御操作——尤其常见于那些对需要其他人来照顾他们的愿望感到愧疚的人。疲劳迫使他人这么做了,但是那些疲劳的人自己却没有觉察到他们关于依赖的冲突。同时,多重作用的原则也适用于此：疲劳也惩罚那些人,以致他们被阻止了去享受口欲性(依赖)的满足。

100. 率直（Feder 1974）

你表面上显得耿直并且和蔼可亲。但是你对"真相"的强烈爱好庇护你和其他人远离了你的攻击性敌意这个"事实上的真相"。

率直可成为引起别人反感的言语性面质的一部分，言语性面质是一种前意识的自动行为——即，由几种防御组成的一种自动反应，会在某些冲突的情境下被触发（Hartmann, 1939）。这种率直得令人非常讨厌的人会为别人的过失而过度指责别人。那些人可能做错了事，但是这个率直的人会表现得很夸张，为的是使其他的情感始终都被包裹着。

确实有一些时候，当你面对那些可能试图操控你的人的时候，健康的回应方式就是以"勇于为自己说话的方式去面对他们"。实际上，那些在坚持自己方面有困难的人频繁地为了治疗而来咨询我们。然而，率直无论是消除敌意还是引起反感，在不自觉和反复地被使用时也可以是相当适应不良的。

一种引起反感的可恶性（指率直——译者）经常出现在那些害怕成为受害者的人身上。对受害的恐惧可能是由于与受害的父母或同胞认同，或者是由于基于他们自己跟父母、同胞或其他人的经验而形成的移情性期望。可恶的原意是为了确保这种受害事件不会再次发生。那些使用这种机制的人常倾向于失去工作，疏远朋友和爱人，并因而感到痛苦。

提示：

就跟很多其他的防御一样，要把这个防御诠释为一种适应不良的机制是有困难的。抱怨者会很容易觉得"现实"要求他们维持自己的率直或可恶。间隔的，他们可能用他们所谓的正直来表达自己的自豪。

治疗性干预的巧妙之处在于传达给人们知道，你并不把坦诚或自我保护性的攻击视为病理性的，但是他们所使用的行为方式是适得其反，这种行为方式庇护他们远离了无理性的恐惧。顺着这种方式，你也可能需要诠释他们的移情性幻想，告诉他们你在试着停止他们的自我保护性攻击或者在尝试让他们"举止规矩"。

---

101. 将自我批判转向客体

你感到内疚和自责，但是你相反地去批评其他的东西和其他人。

UV先生，一名33岁因自杀念头而被收治住院的男人，他抱怨说自己的妻子身体超重。他说他不断地告诉妻子说她正在"变成一头肥猪"，她吃得太多了。我发表意见说她的过量进食很可能是有原因的。UV先生问："是什么？我没法想到是什么原因。"我回应道："这大概是因为你对她太残酷了。"他说："她也是这样说的。为什么是残酷呢？"我回答道："关键的一点是你有虐待狂，并且在批评她，但说不定你宁愿就这一点要跟我争论。"UV先生说："我很抱歉。我没有要去争论的意思。我通常对自己也是那么严格的。我是自己最厉害的敌人。"

接下来的一天，当我会见UV先生时，他说他曾经想到关于我对他的虐待狂的面质，并且表示同意我的观点。他接着说道："为什么我自己没有看到呢？"我回应道："因为你也是自我中心的。"UV先生笑着说："噢。谢谢！还有其他的赞美吗？"我澄清说他现在正是在批评我了，就如他曾经对自己那样——变得残酷和虐待狂。他理解后说道："有时候当我想结束这一切时，我觉得好像我'活该这样'，但是我无法弄明白为什么。"

后来，我跟UV先生和UV太太（她只是超重了10到15磅）进行了一次联合晤谈，而她公开地确认说自己知道自己吃得太多的原因，就是她对丈夫的"不断批评"忍受得很辛苦。

第四章 防御在精神病理学诊断中的使用

关于在精神病理学诊断中使用防御的文献是始于弗洛伊德(1894)早期的工作,后来受到了安娜·弗洛伊德(1936)开创性的专著所修正。Vaillant(1992)通过它们的"成熟"水平,意即它们所起源的性心理阶段,来区分这些防御操作,并且因此提议说更加成熟的防御的使用标示着比较健康的心理功能。Willick(1985)相反地却论证说基于成年人的防御的成熟水平来对他们作诊断性区别,不如从非精神病性状态中辨别出精神病性的这种自我功能评估来得有用。

一般而言,除了几个特别有害的防御(尤其是否认、投射、现实重构,还有现实检验的退行、整合的退行,以及初级过程包容度的退行)以外,诊断和治疗的选择首先有赖于自主自我功能状态的评估(Hartmann, 1939; Knight, 1986; Busch, 1997)。精神病性还是边缘型或者是神经症性("较高")水平的功能(Kernberg, 1975; Abend 等, 1983; Goldstein, 1997)的确定,相当仰赖于下述这些自我功能的完整性:

- 整合/组织(Bleuler, 1969)。
- 抽象化。
- 现实检验和与现实的关系(Frosch, 1964)。
- 自保。
- 次级对初级过程思维。
- 感知。
- 记忆。
- 精神运动控制。
- 判断。
- 预测(Bellak & Meyers, 1975)。

- 说话能力。
- 智力结构(Hartmann, 1939)。
- 适应能力。
- 自理能力。
- 专注力和注意。
- 执行功能(驾驭性欲和攻击驱力)(Hartmann, 1955)。
- 从玩乐到工作的转变(有能力去工作而不是去玩)。

更多关于自主自我功能

一些人会有由代谢性、内分泌性、血管性、肿瘤性、毒性、传染性,或者遗传性(综合征)紊乱作用在大脑的结果而引起的精神障碍。通常,这些"器质性"病因会导致一种或多种基本心理功能的一些不足,比如:

- 睡—醒循环:例如,见于甲状腺功能亢进的紊乱的日间睡眠模式。
- 感知(使用五种感官):例如,见于嗅觉神经肿瘤的嗅觉丧失。
- 感觉中枢(人在清醒时的警觉性):例如,见于大麻中毒时的昏昏欲睡。
- 记忆(对于人物、地点和事物的感知的回忆):例如,见于阿尔茨海默氏症的遗忘了自己的孩子。
- 定向力(对个人、地点、时间和状况的觉知):例如,阿尔茨海默氏症或者发高烧时的位置感的丧失。
- 运动控制(对动作的控制):例如,见于癫痫的抽搐大发作。
- 言谈:例如,在左侧大脑中动脉中风后有声言语的丧失。

以上所记录的每一个被强调的功能都是一种自主自我功能(Hartmann, 1939, 1981)。这些大脑的功能并非本来就被设计来管理情绪的,但都是经过了一段很长时间发展而来的基础心理活动。然而,自主自我功能和它们的发展却受到了器质性疾病,乃至情绪和防御的影响(见第三章,47号和48号防御)。

精神病性疾病可以由某些自我功能的遗传性或者先天性缺点引起。在许多精神分裂症(见附录一)案例中,紊乱的想法似乎是起因于无能力去组织和整合想法,去使用抽象能力来理解世界,以及去把怪诞和梦一般的念头阻止在意识之外(初级过程幻想的包容度)。举个例子,一个年轻人相信医院的护士是在为FBI工作,在从皮条客手里拿钱，以及离开了岗位去偷他的钱。他无法防止这些幻想变成意识的，也不能使用现实检验（去核实其他们的现实）或者次级过程（逻辑的）思维。虽然他是在使用*投射*（他是那个感到贪婪和性欲压力的人）、*移情*（他的父亲曾经为 FBI 工作过）和置换到医院的职工身上，但是那些防御当中没有任何一个在区分他的精神病与一个非精神病性状态方面是有用的。受损的自我功能才是诊断的关键。

　　精神病也可能会发生，当极其强烈的情感同一时间摧毁了几种自我功能时，尽管这些功能的崩溃并非一定达到了精神病性程度。举个例子，一个学生在自己奶奶去世以后有专注力方面的困难。尽管不是精神病性的，她的专注力，一种自主自我功能，还是被强烈的抑郁性情感（悲伤）暂时地压垮了。假如她的整合和现实检验的自主自我功能也被熔化的话，她将很可能相信自己关于其父亲的视觉和听觉记忆都是"真实的"（与现实关联的受损），并且认为父亲当时在场跟她自己说话（现实检验的受损）。

　　遗憾的是，在那些由于强奸而被性虐待过的女孩当中，自我的崩溃并不罕见。如果这种虐待是长期的，因此而发生的她们的强烈愤怒、恐惧、痛苦和抑郁情绪可能会侵蚀某些自主自我功能，如专注力、与现实的关系、抽象、整合、智能（Blackman, 1991b），以及后来的执行功能（驾驭来自攻击和性愿望的压力）的发展。

　　所以，在精神病性疾病中，不管是由于器质性大脑病理、情绪性创伤，还是长期的软弱，我们一般都能找到自主自我功能的受损。这些思维方面的缺损所涉及到的神经学机制（Edelman, 1992）本质上还是未知的（有一些有趣的跟中枢神经系统中多巴胺和其他神经递质的代谢有关的统计数据）。尽管如此，许多分析性研究者（Bellak, Hurvich, & Gediman, 1973; Willick, 1993）认为精神病的基本心理问题是缺损而不是防御活动（有关一些对立的观点，可参阅 Lidz 等, 1957; Arlow & Brenner, 1964; Boyer, 1971; Waugaman, 1996）。

　　其他可能在精神病中被破坏的自主自我功能还包括：记忆、自理能力——卫生（A. Freud, 1956）、社交技能（Slavson, 1969）、自体可塑性适应——融入到环境中（Knight, 1986）、从玩耍发展到工作（A. Freud, 1956）、预测和判断（Hoch & Polatin, 1949）、异体可塑性适应——对环境的管理（Hartmann, 1939）、观察自我——自我反思（Kohut, 1959）、自我兴趣——业余爱好和副业（Hartmann, 1955）及自保。

　　当自主自我功能受损或不足时，情感和愿望的高涨将会引起防御性活动。同样的全系列（101 种以上）的防御都有可能会发生在精神病和非精神病性状态中。*投射*和

*投射性指责*在大多数情况下是被精神分裂症者所使用("你疯了,医生,不是我!"),但是也可以被正常人偶尔使用(导致婚姻的争端),和被恐惧症患者使用(例如,由无法接受的怒火和内疚投射到桥梁上而引起的桥梁恐惧,会导致桥梁恐惧症患者害怕过桥时的死亡惩罚)。*理智化*可能会被普通大学生用来避免社交焦虑,或者被精神分裂症患者用来掩饰不现实的信念。在精神病性人群中,关键的搜索是找出在现实检验和其他自我功能方面的严重故障,而不是首先考虑某些特定防御的使用。

另外,在诊断和治疗任何人时必须被考虑到的自我力量,包括情感容忍度、冲动控制(摄食、性欲和攻击驱力的)、痛苦和挫败的耐受性、初级过程(简洁化、象征性)思维的包容度(Hoch & Polatin, 1949)、恰当的升华渠道的发展(Kernberg, 1975)、使用幻想作为试验性行动(Hartmann, 1955),以及利用心理活动而不是躯体通道来宣泄情绪(Schur, 1955)(见附录二和三)。

作为一种规则,自主自我功能和自我力量越是受到干扰,个人渐变进入精神病性范围的程度越重(Bellak, 1989)。而且,自体和客体恒定性(Mahler, Pine, & Bergman, 1975; Settlage, 1977; Kramer, 1979, 1992)的能力越是变得虚弱,治疗师就越是需要担忧自己是在对付一个有边缘性或精神病性疾病的人(见附录三)。

此外,超我需要受到密切的关注。超我异常可以发生在那些有足够的、脆弱的,或者有缺陷的自主自我功能和自我力量的人身上。换句话说,严重的说谎者、骗子和犯罪分子可以是"高功能"的边缘性精神病患者或者显性精神病患者。

虽然防御操作的评估对动力性治疗师来说是一项关键的活动,但是在那些拥有足够的自我、超我和客体关系能力以接受分析性技术(见第五和第六章)治疗的人当中,决定性的是解析出诊断性区别。确切点说,如果某人拥有足够的抽象能力、整合功能、现实检验和观察自我、一些自我力量(见附录二)、一些共情、信赖和亲密的能力,以及足够的完整性,那么治疗师就可以使用分析性诠释技术(见第五章)去消除或修饰病态的(适应不良的)防御群。

再者,一种曾经试过的和真实的,用来确定人们的抽象和整合能力是否足以让他们接受一种内省导向的治疗方法的方式是,提供一个有关防御和情感的"试验性诠释"。然后你将会看到这些人是否可以明白和/或治疗性地使用这个干预。

更多关于客体关系和防御方式

为了让人们可以经由对自己的防御的面质和诠释而得到治疗,他们必须拥有一些能力去维持一套在亲密关系方面的功能和才能。

在边缘性和精神病性人群里所存在的自体—客体区分的紊乱,通常临床上会在他们的共情、信赖、亲密感、稳定性和/或温暖等才能的偏差当中体现出来。一种简便的在心理评估时可以把这些才能都记在脑海里的记忆策略是温暖—伦理学(Warm-ETHICS):人际关系间的温暖(Warmth)、共情(Empathy)、信赖(Trust)、抱持的环境(Holding environment)、个性(Identity)、亲密感(Closeness)和稳定性(Stability)问题。人们在这些领域的才能越有限,那么他们就越倾向于失常,并且他们以诠释性治疗方式获得疗效的可能性越小。

温暖—伦理学(Warm-ETHICS)

虽然很多人都有着牵涉到温暖、共情、信赖、抱持的环境、个性、亲密感、稳定性和伦理等方面紊乱的人际关系问题,但是他们极少把这些东西作为当前的问题来向治疗师提及。相反地,他们通常抱怨自己正遭受着诸如抑制、强迫观念和强迫行为、恐惧、焦虑、抑郁以及无法解决的"人际关系难题"等症状的折磨。治疗师也可能会察觉到他们的人品问题,诸如恃强凌弱、"壁花"般羞怯、被动攻击性、玩女人(Don Juan)、母夜叉式批评和敌意、依赖和自恋等。

除了人们的主诉和他们可识别的症状以外,我们还需要在评估过程中找出以下这些方面的缺陷:

1. 共情:他们不能使自己适应其他人的感受吗?而这方面缺陷是否严重冲击了他们的道德感,也就是说,他们在人际关系中的正直性?(对超我的破坏可以发生在当共情和亲密感方面的缺陷长期存在时。)
2. 信赖:他们的信赖能力的受损程度有多厉害?
3. 抱持的环境:他们不把自己当前的世界视为相对的可信赖吗?
4. 整合的个性。
5. 人际关系中的情感亲密的容忍性。
6. 人际关系方面的稳定性。

7. 人性的温暖。

当我们发现在上述这些领域中任一方面存在紊乱时，我们不应该只是解析出关于防御机制、内疚和冲突的假设。我们还需要去找出那些引起客体关系难题临床表现的内心冲突所牵涉到的缺陷和防御：温暖—伦理学（Warm-ETHICS）。

温暖。温暖可以是假装的。但是绝大部分人在建立人际接触时都会体验到愉快。伴有微笑的、令人愉快的互动，是普遍而惯常的经验。然而，有客体关系紊乱的人则可能会显露出一种冷酷或者一种对温暖的人际接触的反应不足。他们似乎难以调动他们自己去靠近温暖的联结，并且可能还有着一种缺陷，而这种缺陷是起因于马勒和她的小组（1975）所称的，"低—基调性"的不朽。因为这些人还可能使用情感隔离和僵化的规则，在诊断上他们经常会被温暖而神经症性的强迫思维行为所混淆。

冷酷的人通常在令人兴奋的事情方面，长时间地忍受了源自他们母亲或父亲的相对无反应性而导致的一种早期紊乱。那个成长史使得他们变得孤僻、缺乏热情和冷漠。这个看起来始于（分离个体化的）和解亚期（16—25个月龄时）的基本发展性损害，可以经过青春期并进入成年期而持续存在或者变得恶化。

温暖方面的缺陷必须跟*共情性抑制*（Easser，1974）区别开来。*抑制*，或者说对一种仍然存在的温暖和调合能力（见下文）的防御性放弃，会作为对内心冲突的一种解决方法而发生——就像是对醒悟的期望的防御，这种醒悟*移情*自早前令人失望的关系。

共情。共情是一个复杂的话题。大概最好的定义是由 Buie（1981）所提供的那个。他指出说共情得以发展的一种方式是需要我们拥有跟他人一样的经历，这样他们的报告就会在我们身上激发起平行的情感。举个例子，一个怀了孕的妇女向一名女性治疗师描述自己关于怀孕的感受。这名也曾经怀孕过的女性治疗师基于自己本身的经验，马上会对那些情感反应有某些了解。这种共情性调合能力的不利的一面是，它可能会受到来自治疗师的投射所曲解。换句话说，如果这名治疗师曾经有过类似的经历，该治疗师可能会投射到在治疗中的人们身上，并因而错误地判断他们反应的真实性。也就是说，治疗师的曾经有过的相似经历，可能会在实际上干扰了共情的发展。

如果你未曾有过跟你所正在治疗的病人一样的经历，Buie 对于共情能力的发展却并不悲观。他澄清说治疗师可以使用"创造性想象"来获得有关治疗中的人们的一些经历的概念。一名女治疗师因而可以共情一个阳痿男人在性行为表现方面的焦虑。同样，一名男治疗师也可以想象一个怀孕的女人可能会有什么感受。

Buie 也强调了一个重要的关键点，认为精神分析师和动力学治疗师要能够使自己去跟其他人调合，通过对那个人的心理动力学的理解。换句话说，当一个你正在治疗的人冲着你生气的时候，你对自己要有这样的看法："这个家伙总是会生气，当他对某些事情感到忧郁的时候。"对他的动力学的全面了解，会引导你去对他诠释说，虽然他是在向你表达愤怒，但是你对他生命中曾经发生过的事情的知晓，使你觉得这个愤怒只是一种防御，是为了保护他以免自己暴露出对抑郁和无能的困窘。

最后一点，Buie 对弗洛伊德的观察给予了信任，认为确实存在着那样的一种途径使人可以直觉地、未经意识的觉察地从彼此间捉住一些信息。Buie 称此为"共鸣"。例如，当某个人跟你在说话时，你发现自己变得很紧张。当你回顾自己的想法时，你无法找到自己身上任何特定的可以造成你紧张的冲突。然而，你注意到这个跟你交谈的人，看起来单调沉闷、小心翼翼和枯燥乏味。这点可以引导你解析出这个人是在使用着情感隔离，也许还有压制，来作为一种防御，就在你通过共鸣想捉住他们试图避免自己觉察到的情感的同时。

Marcus(1980)在他关于反移情的著作中，把反移情在某种程度上界定为是帮助临床医生将他们自己的干扰性反应跟对治疗有利的共情性反应区分开来。Marcus 注意到了一种趋势，至今依然很普遍，即人们倾向于使用反移情这个术语来暗指治疗师对治疗中的病人的所有反应。相比之下，他的三要素定义让治疗师得以确定一个干预对于治疗来说究竟是有利的还是不利的。

首先，反移情的根源是来自治疗师的潜意识或前意识（通过转移注意就可获得的念头）。其次，反移情对病人的移情或其他素材有特异性。① 第三，既然被称为反移情，治疗师的反应也会防御性地打断或扰乱治疗进程。

C 女士，是一名 28 岁的正在接受一位女治疗师治疗的妇女。她叙述了发生于早前一个晚上的一件事情，当时她对自己丈夫很生气，因为他坚持在性交前要"嗑"一粒伟哥。当 C 女士对自己丈夫表达了愤怒后，他气冲冲地离开了房间，并且开车去了一个男性朋友的家里一起抽烟。

这位女治疗师对 C 女士说："你对他相当粗暴。"并思考着 C 女士将会回应以

---

① 换句话说，反移情反应在治疗师身上被激起了，因为病人的态度和行为；其他在治疗师身上的有问题的态度可能源于治疗师自己的个性功能。我还想说，经验不足的或者欠缺训练的治疗师在做领悟导向治疗的时候也可以犯下跟他们自己的无意识难处无关的一些基本错误。

洞察到她是如何防御性地攻击了自己的丈夫以便减轻自己在性活动方面的焦虑。这位治疗师觉得在面质C女士的防御性敌意时跟对方"调谐了"。

然而，实际上C女士却回应道："你觉得我对他粗暴吗?! 那我呢? 你知道吗，他从我们度蜜月那时就开始服用伟哥了? 他只有33岁! 我不认为你能懂; 我不认为他爱我; 我认为他是在试图证明某些东西。你怎么能说我对他很粗暴? 这两年来我一直很努力让自己更加自立自强。"

C女士的告诫表明这位治疗师的干预——关于C女士"粗暴"对待自己丈夫——是一种反移情反应，其中治疗师曾短暂地与C女士的丈夫认同了[Racker(1953)将病人的有关他人的内射称为"互补性认同"]。

从技术的立场来看，由于反移情反应已经扰乱了治疗进程，我建议这位治疗师向C女士承认自己在共情中的一时误判，但是不要深入触及任何关于其潜在原因的细节。在其后的一次晤谈中，这位治疗师这样做了。C女士感谢了这位治疗师，并因此对于治疗师的"不完美"有了进一步的想法和反应，这个不完美使她想起了自己父亲在她青春期时，对于她跟其他男孩之间发生的任何社交问题，老是采用的责怪方式。这些后来的联想显示了C女士也把自己相当大量的、因为父亲的"不敏感"而曾经对父亲怀有的怒气移情到了治疗师身上。①

亲密感、稳定性、个性。人际关系中的亲密感和稳定性两者都倾向于、取决于个性（或自体影像）的稳定性。当那里存在着儿童早期或青春期对自体影像的损害时（Blos, 1962），成年期人际关系中的亲密感将可以引起自体—客体融合焦虑。这种焦虑常常可以通过距离的创造，通过躯体上或感情上离开爱的客体，或者通过挑起吵架（敌意作为一种防御）来得到缓解。Akhtar(1992a)曾经详细描写过"系链、轨道和看不见的栅栏"作为在不同个体身上发现的不同的疏远方式。Weiss(1987)发现那些"需要"有另外一个女人存在于他们的生活中的已婚男人，是以防御因自体—客体融合而引起的持续性焦虑的方式来过日子的。Goldberger(1988)在那些感觉自己的生活里不可抗拒地同时"需要"两个男性爱人的女性中，发现了相同的动力学。

温暖—伦理学的使用与客体关系评估的其他领域有关。人际学家多年来都提示

---

① 在这一连串的互动中的动力学是远为更加复杂的。我提供这个例子的目的是为了进一步说明共情和反移情的概念。

说本质上有三种水平的人际功能,当它涉及到人际关系时。最低的水平是"自恋的"(实际上,自闭的)。在这个原始的水平,人们根本不把其他人看作是各自分开的,而是从他们自己的幻想和愿望的角度来错看人的反应。这些"自恋的"人生活在有点儿幻想的世界中,并且由于他们糟糕的现实检验和判断而不断地犯错。一个因这样的自闭性功能而受苦的女性被刻画在了 Helen Reddy(1973)的流行歌曲《三角洲之霞》(*Delta Dawn*)里面。①

一个稍微高一点的人际功能水平被描述为"需求—满足的"。在这个水平(有时候也被称为"自恋的")的人们对那些跟自己建立关系的人普遍上表现出冷酷无情的态度。这些人利用别人来达到性、金钱或者个人晋升的目的,但却似乎极少对亲密感有兴趣,以及很少关心其他人的感受或功能。

最后,最健康的人际功能需要"相互共情"。在这个水平,人们可以彼此调谐,尤其是关于心情、愿望和敏感度。他们尝试去理解和帮助彼此。某种程度上来说这些功能水平中的一个并不会排斥另外的功能水平的运作[1]。人类越是成熟,相互共情就呈现得越多。

从发展角度来说,马勒和她的小组(1968,1975)界定了人际关系的内在心理基础的四个阶段。在"自闭"期(0到2个月),儿童很难将自体跟他人(客体)的经历的感知和记忆与他人(客体)的感知和记忆区分开来。之后"共生"期(3到6个月)引来了"分离—个体化"期(7到36个月),此时一种对彼此牵绊或融合的渴望与对融合的焦虑将会交替地出现。在与自体跟客体影像的合并有关的焦虑出现时,防御性的疏远动作就开始实行了。当距离过远的时候,毁灭的孤独感会连同这种分隔而出现,接着儿童就会使用其他的防御机制来恢复亲密感和/或融合感:哭闹、哀怨和黏人。

分离—个体化期会从大约七八个月大的时候开始一直延续到三四岁。经过分离—个体化的四个亚期之后,儿童就可望发展出关于自体和关于他人的相当稳定和可靠的影像(自体和客体恒定)。在3岁以后,符合平均预期的儿童都能够从自己母亲那里被分离更长时间而不会产生严重的分离焦虑。在3岁以前,究竟每天母职者需要花多少时间来跟儿童进行互动,以便使儿童可以成功地达到自体和客体恒定,是很难确

---

① 歌词大意为:三角洲之霞,你戴的是什么花?是昔日岁月里一朵凋零的蔷薇么?我是否曾听你说起,他今天在此迎接你,带你到他天上的府邸作乐?

切地知道的(McDevitt, 1976)。① 最多可以说的是,当儿童抚育计划的复杂安排中涉及了更多的从重要母职者身边分离的情况时,难度的风险就会提高:父母应该要很留心,当孩子在穿越这些亚期并在自己能力所及进行自我调整的时候。

父母们也知道,就像 Erikson(1950,1968)和 Blos(1962)所描述的,关于分离、完整性和个性的冲突,会在青春期期间持续而且通常需要被再解决,然后一般在成年时期就会画上句号。

人格障碍中的客体关系和典型防御

在成年人当中,有一些人格障碍也许是建立在分离—个体化冲突的基础上的(Marcus, 1971; Hamilton, 1990)。为了了解这些特定的冲突类型,首先需要了解源于童年早期未解决的分离—个体化动力和它们在青春期时的再现。其次,以结构理论为基础的人格元素应该被整合:这些冲突牵涉到那些促成了合并着分离—个体化问题的人格障碍的驱力愿望、情感和防御(Pine, 1990)。

有一些人格障碍涉及到因分离而引起的内疚,以及作为一种自体—客体融合以防御这种内疚的重聚。这种模式可见于那些即便已经是成年人,仍允许侵扰的父母控制他们自己,以缓解自己因为显得过于"分离"伤害了父母而产生内疚感的人。在电影《最好的朋友》[2](*Best Friends*)(Jewison, 1982)中,伯特·雷诺兹(Burt Reynolds)和歌蒂·韩(Goldie Hawn)以一种幽默的方式来描绘了这个问题。此外,一些类型的*感情疏离*的发生是为了防御自体—客体融合的情感——此时这种疏离在同一时间里也惩罚了这个人,以缓解内疚感。所有的这些特征促成了那些导致病理性人格品质的折衷形成。

为了举例说明,让我们快速地来看一下那些常见的人格问题。

首先,有"壁花",一种为社交抑制所累的人。我们通常会从防御机制如*回避*和*言谈的抑制*等角度来看壁花。但是分离—个体化动力也可能会导致她成为一个"月亮"(见下文),利用一种*疏离*的防御去回避跟其他人的亲密感。

还有是"恶霸"(Knight, 1942)。通常我们会从侵略性驱力和投射性认同的防御

---

① McDevitt(1976)援引马勒的意见说最低限度一天大约两个小时的伴有一个始终如一的母性人物的"优质"时间,对幼童达到足够的自体和客体恒定性来说可能是必要的,然而关于该主题的研究已变得极富争议而且难以解读。

性使用的角度来考虑这种人：恶霸试图在他人身上激起恐惧，以便他自己不会感觉到受惊吓。但是他也可能会无意识地渴望着调谐，并且确信从来都没有人会感觉到这些，所以他在他人身上激起恐惧、痛苦和绝望；这样做会缓解他自己对自我分解和令人忧愁的分离的感觉，通过使他感觉到其他人有着跟他（恐吓、狂怒和害怕）一样的情感。

"卑躬屈膝者"（"Casper Milquetoast"）是一个颤抖着的、孤僻的人，他害怕自己的阴影，使用被动和禁欲主义（撤离）的防御机制来避免其在攻击性方面的内疚感。然而，他也可能回避任何与导致自体—客体融合焦虑的客体接触。

"唐璜"（Ferenczi，1922；Alexander，1930）是一个玩弄女性的男人。我们通常是用涉及性驱力，也许还有一些超我不足方面的理论来获得对他的概念。但是他也可能是个"彗星"（见下文），喜欢享受强烈而性欲化的亲密的快感，可是接着必定会逃跑以便防御自体—客体融合的抑郁性情感（虚无的感受）（Wolf，1994）。

"淘金者"①（Bergmann，1995）是那些追求金钱的女性。我们相信她是自恋的，尤其是关于她的口欲性驱力（对金钱的渴望）。她利用性来达到那个目的（性欲化作为一个防御），并且由于超我缺陷而很少感到内疚。对于错综复杂的事情，她也可能会回避温情和亲密感，通过防御性地（冷酷无情地）把注意力集中在口欲性满足（口欲性力比多退行）上。为了防御身份认同弥散焦虑，她用抵偿性的性活动来避免亲密感。②

"母夜叉"——好斗的、怀有敌意的女性——通常会把我们引导到关于驱力方面的推测，尤其是攻击性的宣泄。但是她也可能在防御着严重的分离焦虑。这种敌意可以防止她跟别人靠近，然而同时她却通过自己言语上的敌意控制来使别人依然拴在她身上。她的丈夫会跟她保持一定距离，也许外出钓鱼或者跟一些男孩去喝两杯，在他回到那个"备受冷遇而又骂骂咧咧"的家以前；不过她则依旧跟他维持婚姻关系。

"书呆子"，在社交上不善于跟别人共事的一种人，因为适应的抑制的防御机制，表达攻击性方面的冲突，以及有缺陷的社交能力（作为自我功能）而受苦。书呆子可能无法摘取和理解跟别人之间的状况，或者在社交方面跟别人互动。但是他的避群行为也可以防御他因为危险地顺从于一些团体而导致的自体影像毁灭。

"恶作剧者"曾经被 Arlow（1971）描写为怀有一种"特征性的变态心理"。最常见

---

① 也有带有这种个性病理的男人，但是我们对他们通常不用这个术语。并且，除了付报酬的舞男以外，大多数富有浪漫色彩的男性骗局能手会心利用假的殷勤体贴来对待女人，而较少提供纯粹的性幻想的满足。
② 这种类型的女人在《体热》（Body Heat）中由 Kathleen Turner 极好地演绎了（Kasdan，1981）。她的人物角色使用性诱惑来作为自己的托；电影的终场揭露了她的自恋、口欲性，以及对情感疏离的渴望。

的是男性，他们患有严重的阉割焦虑，但是却防御性地通过使别人受惊吓来引发恐惧。实施恶作剧可以吓到其他人并且对他们表达敌意攻击。然而，这个恶作剧者，通过诱发对于环境安全方面（Winnicott，1969）的担忧，也可以在他人身上引发出（*投射性认同或点煤气灯*）他在自己的幸福感当中感觉到的不稳定感（Sandler，1990）。

另外，还有那些有着"野毛"的"野男人"或"野女人"。我们通常把这些人想成是具有冲动控制、判断和执行功能方面的不足。但是他们也可以是个"彗星"（见下文），在他们防御性地保持着自己的自由感的同一时间也渴望着那个瞬间的剧烈程度。歌剧《卡门》关系着一名有着自由癖的野女人（Blackman，2000；见附录五）。

美国精神病学会的一些指南据称是在没有引证任何病因理论的情况下描写了各种不同的人格障碍。然而，分析性的病因理论可以被用来解释他们：

- 依赖型人格会涉及口腔性欲和力比多退行。
- 被动攻击型人格是基于各自的防御机制。
- 在人际关系中会引起问题的边缘型人格和自恋型人格障碍，涉及到距离和亲密感的难题，这些难题是基于扰乱了的自体和客体区分而出现的。
- 分裂样人格的诊断是基于疏离自亲密的人际关系（禁欲主义）的防御机制。
- 回避型人格以远离情绪混乱（冲突）的处境来作为一种防御。
- 还有表演型人格会防御性地使用丰富的情绪。

在检查这些人格障碍的出现原因时，冲突论学家们都朝向了在内疚、口腔性欲、肛门性欲、性欲和攻击性方面的冲突，全部这些都受到防御的管制。客体关系理论学家们则强调了关于亲密感、距离、稳定性和温情方面各种各样的防御与愿望。

Akhtar（1992a）提供了我们那个非常有用的概念："最适距离"。为了了解这个概念的临床效用，客体关系理论指向了在某些类型的成年人精神障碍中仅次于最优的防御性疏远。亲密感方面的冲突对于在和解期的两岁孩子来说不是病态的；他们正挣扎着想形成截然独立而稳定的自体和客体影像。对于正处于青春期和解期再现的13岁孩子来说，对亲密的不安也不被认为是病态的；他们正努力地想确立自己的个性。但是一些成年人，不是基于快乐原则（Schur，1966）去寻得人类亲密感的满足并想要重复它，而是体验到与亲密感有关的严重焦虑，并因此建立了一系列的疏远性防御。

为了全面地了解客体关系难题，C. Brenner（1982b）对折衷形成的概念的重新解析也是必要的。Brenner 阐述了 Waelder（1936）的观念，认为"多重功能"存在于每个精神行动和每个精神症状中："多重因果关系"。就是说，一些记忆、许多超我冲突和许多驱力冲突,还有一些防御,是造成任何特定症状或想法产生的原因。

为了整合客体关系理论和防御理论,可以作如下考虑:在成年人精神障碍中,折衷形成可以以多种不同的方式同时涉及亲密感和最适距离,而这些方式是彼此冲突的。换句话说,一些人会建立起远隔的人际关系,却渴望着亲密感。愿望和防御两者的一些元素也参与了他们建立那些人际关系的方式。所以防御和折衷形成的概念对于客体关系难题的理解是非常关键的。

一些人在治疗中抱怨说他们自己感到抑郁和孤独。当一名"支持性"治疗师(见第七章)说:"你为什么不去参加一些活动并认识一些人呢?"他们会回答说:"我无法那样做。我太害怕有些人会就这样认识我。"治疗师接着回应道:"嗯,可是如果人们都不认识你,那么你就会变得独自一人了。"他们会忧愁地表示同意说:"是的。那就是我为什么会抑郁。"

如果人们要求抗抑郁剂药物治疗,而你通过开药方来回应他们,那么你就(象征性地)给了他们一点亲密感:他们把你的药放到了自己体内。与此同时,他们可能因此会想在三周以后再来见你——那么就没有变得太靠近。这些人象征性地体验到一些亲密感,当他们把你的药放到自己嘴里时,同时又通过不过于频繁地来见你来跟你保持一定距离。这是在那些抱怨抑郁但又怀藏有成年期分离—个体化方面持续的冲突的人身上一种常见的折衷形成。

可以持续并进入到成年期的其他病理性折衷形成(Kramer,1979)包括了"系链"、"轨道"、"隐形篱笆"(Akhtar,1992a)、"月亮"、"彗星"以及"出逃的宾尼兔"(Blackman,2001)。

那些建构了跟一个心理治疗师或者他人有关的心理系链的人,会防御性地与人保持距离但是不会放弃感情上的联系。Kramer(1992)描述了一个她治疗过的潜伏期年龄的男孩,在每一次她要去度假之前,这个男孩都会做一条链子。这个男孩告诉她说:"我将会神奇般地使用这条链子。当我拉动它的时候,你就会听到我的声音,并且当我拉着时你将会神奇般地跑回到我身边。但是如果我不拉它,那么我就不需要你。"

Akhtar治疗过的一些成年病人会使用"系链"这个词来说明他们跟某些其他人之间的关系(1992a)。如果这些成年人在情感上跟另外一个人靠得太近,他们的反应就好像是在说自己的自体影像将要消溶了。他们因此防御性地通过避开这个人、挑起争论,或者通过让自己变得没有感情,来建立跟别人的距离。"去钓鱼"捕捉到了系链者们那种避开而又紧抓不放的行为的一种变异方式。

其次，Akhtar 描述了那个人们可能会为了建立或者维持*防御性距离*而竖起的"隐形篱笆"。你可能会注意到当你刚开始要获取一些详细而私密的信息时，有些人会突然说出类似这样的话："我不能够深入谈这些；我有一堵墙封住了而你将永远无法穿透它。"

曾经有一次，在我对我治疗中的一名女性发表意见说我可以看到有某些东西让她感到苦恼之后，她回来做下一次晤谈时表现得很生气并且说道："我感觉好像我将永远不会再跟你谈话了。我是一头箭猪①而且我将保持自己箭猪的姿态，如果你试图靠近我，我将会扎到你的。"

尽管在她的联想中有着相当明显的阴茎的象征（引起疼痛的"针扎"），但是在这个特殊的案例里，她所使用的假性阴茎意象其实是一种建立*防御性距离*的方式。她对自己曾经体验到的亲密感到焦虑，当她觉得我已经对她有一些共情性调谐时。这当中还有另外一个教训：*性欲化*可以被用作对由自体和客体恒定问题引起的焦虑的一种防御。

第三，Akhtar 在自己的一篇说明中注解了 Volkan 的术语"轨道"，指出最适距离"……最好是被看作一种心理位置，这种心理位置允许没有丧失自主权的亲密和没有痛苦的孤独感的分离"(Akhtar, 1992a, 第 30 页)。Akhtar 所信赖的这个"卫星状态"(Volkan & Corney, 1968)可被描述为"受限的物体在一个矛盾但强烈的彼此依从的引力场中沿轨道运行。他们有关疏离的尝试，即旅行、慢跑、果敢，使他们安心于抗衡（自体—客体）融合的恐惧，同时他们想象中的系链提供了他们跟那些仍然可以见面的分析师'有距离的接触'(Mahler, Pine, & Bergman, 1975, 第 67 页)……"(Akhtar, 1992, 第 39 页)。换句话说，一些人会形成卫星风格的人际关系，以便既能防御跟所爱的客体的亲密感又能紧紧抓住这个客体。

Escoll(1992)报告了来自另外一个孩子的治疗的一个有关轨道的幻想（实际上是一个折衷形成）：那孩子正在一艘宇宙飞船中确立着跟地球和总部基地之间的距离，还通过继续留在轨道中来维持联结。那些有着这些折衷形成的成年人倾向于希望在某个地方有一个"总部基地"，非常类似于在潜伏期时代的游戏那样，这些游戏的

---

① 又称豪猪。——编者注

"理念"就在于攻击对手以后自己回到"总部"去。在儿童游戏"对不起"中,一名玩家在敲打了另外一名玩家的棋子使对方回到"起点"后可以移动到"本部"[3]。如果你在玩"对不起"时很幸运,你将会向后滑行并且抢在你的对手(同胞?)之前迅速抵达"本部"。在垒球中,目标就是尽快地跑离本垒但接着返回到本垒("本垒打"是最快的)以获得分数。

特意为了减少分离焦虑(和对失去客体影像的恐惧)而由防御引起的成人次级过程思维的污染,发生在了我治疗的一个男人身上,他在任何一次商务旅行之前,都必须离开自己的办公室并开车经过自己的住宅以便确保他的房子没有被烧毁。当他回来时,他做的第一件事情又是开车回家去看看房子。他希望看到房子是为了在自己的大脑中具体地重新创造它的影像。这些模式减轻了他在客体不恒定方面的焦虑(Blum,1981)。

在技术上,Kramer 和 Akhtar 提醒治疗师要关心那些在治疗的开始就说他们想要在两年内,或者甚至在六次晤谈内被"完结"的人。设定一个限期常常代表着一条逃跑路线的确立——一种对关于他们能够忍受多少亲密感的担忧的防御。

一些病人拒绝(为了做分析)躺在沙发上,作为一种对焦虑的防御,这种焦虑跟失去治疗师的影像有关,由于他们的客体恒定性问题。躺靠在沙发上倾向于产生关于分析师的幻想。对于这些接受精神分析的人,没有看到分析师会产生一种幻想觉得这个分析师情感上是"真的不在那里"。一些有边缘型人格结构的病人实际上使用沙发可以严重地退行——进入一过性精神病性状态。通常比较好的是让他们端坐着,以便他们可以看到治疗师并由此保持对治疗师和他们自己一个比较整合的影像。①

我在第三章(第 46 号防御机制)中描写了"月亮"和"彗星"。月亮是那些跟另外一个人保持一种相对固定的情感距离的人。他们在那个人的周围绕轨道而行,没有靠得太紧也没有脱离轨道。当有恶兆显示或者失去母行星(分离焦虑)或者变得太靠近母行星(自体—客体融合或毁灭焦虑)时,他们将建立多种防御操作,包括消失(例如到工具库)或者变得沉迷于在他们电脑上进行网页浏览。

彗星会活跃一会儿并能够在情感上享受亲密的关系。然而,在一段时间之后,他们也会产生自体—客体融合焦虑(或者抑郁性情感,像在婚姻中一个配偶觉得他或她已经失去了个人个性的一些元素)并因此建立防御(例如休一个单身假期或者在性活

---

① 与此相反,Volkan(1987b)推荐了适用于使用躺椅来分析一些边缘型病人的几种技术。

动中失去兴趣)。

"出逃的宾尼兔"是我取自 Margaret Wise Brown(1942)非常受欢迎的儿童书籍的一个用语。一篇不久前的回顾描写了这本书：

> 《出逃的宾尼兔》(*The Runaway Bunny*)的故事开始于一只决定逃跑的年幼宾尼兔:"如果你逃跑",他的母亲说,"我会追赶你。因为你是我的小宾尼兔。"因此开始了一个讨人喜欢的想象中的追逐游戏。不管这只小宾尼兔采取了多少种形式——溪流中的一条鱼、隐藏的花园中的番红花、山上的一块石头——他那坚定、敬慕、保护的母亲总能发现一个找回他的方法……(学前的每件事,2002)

在成年期,不幸的是那些像出逃的宾尼兔一样发挥功能的人,都是相当失常的。他们不断地在情感上逃离关心他们以及反过来追逐这个出逃的宾尼兔并想抓住他(或她)的那些人。逃跑是一种对自体—客体融合焦虑的防御,而重聚是一种对分离焦虑(一种不愉快的感受加上关于客体影像会瓦解的想法)的防御。逃跑然后再被接纳回家的这种模式,在某些嗜酒者和调戏女人者身上是非常普遍的。

总而言之,我们可以把人品问题概念化为防御群的集合,这些防御群防御了结构性和分离—个体化两组冲突(Dorpat, 1976)。两组冲突都似乎促成了那些构成病理性性格的折衷形成。

防御和症状复合体

至于有关的症状复合体,诊断也在很大程度上依赖于个体所使用的防御的基本模式的评估。表 4.1 和以下的讨论描述了可在不同综合征中见到的典型防御群。

在核查这些有代表性的防御群时,首先要记住任何防御群的出现的确可能会遍及全部的人,从相对正常的到精神病性的。如我们所见到的,精神病性与非精神病性功能的确定在很大程度上依赖于对这个人的自主自我功能、自我力量和客体关系发展的评估。这就是说,某些防御群是典型地见于特定的综合征。这种特殊的防御归类实际上在定义心理问题(心理病理)时扮演了一个重要的角色。

首先,"神经症性"症状本质上是起因于无意识的防御机制对心理冲突所引发的情感的防御。

表 4.1　防御群

神经症的防御群特征（DSM III‑R: 301.8）
一般的——见于所有神经症

19. 置换	27. 力比多退行
20. 象征化	32. 与幻想认同
21. 凝缩	79. 移情
25. 压抑	

额外的特有的防御群
强迫型（ICD 9 CM 300.3，DSM‑IV 300.4）

11. 反向形成、完美主义、超准时	17. 分隔
12. 撤消与仪式	42. 合理化
13. 隔离	43. 穷思竭虑
14. 外化	45. 理智化

抑郁型（ICD 9 CM 300.4，DSM‑IV 311.0）

15. 转向自身	62. 被动
37. 与丧失的客体认同	53. 不认同
38. 与内射物认同	11. 反向形成

受虐型（ICD 9 CM 302.8）

35. 与攻击者认同	62. 被动
36. 与受害者认同	64. 转被动为主动
39. 对攻击者的诱惑	95. 与受伤客体认同
41. 挑衅	100. 率直
	83. 恐吓他人

焦虑（歇斯底里）型（ICD 9 CM 300.1）
表演亚型（DSM‑IV 301.5）

46. 社会化	67. 戏剧化
22. "幻想"形成	68. 冲动化
39. 对攻击者的诱惑	76. 夸大
64. 转被动为主动	77. 普遍化
32. 与自身幻想认同	92. 超唯美主义
47. 本能化:尤其是色情化	93. 肤浅

抑制亚型（DSM‑IV 300.11）

59. 缄默	48. 色情化的自我功能的抑制:转换
62. 被动	49. 理想化
65. 躯体化	56. 同性客体选择
73. 病理性利他主义	91. 含糊

恐惧亚型（ICD 9 CM 300.2，DSM‑IV 300.21）

1. 投射	62. 被动
61. 回避	57. 一种情感对另一种情感（"惊恐"）
44. 逆恐行为	

续 表

边缘性的防御群特征
（所有防御都适用于神经症，加上）
一般对大多数边缘型(DSM-IV 301.83)

28. 自我退行   30. 形态学退行

额外的特有的防御群
偏执型(DSM-IV 301.0)

2. 内射   65. 躯体化
1. 投射   14. 外化
4. 投射性认同   16. 消极主义
5. 投射性指责   18. 敌意的攻击
6. 行动上的否认   74. 点煤气灯
8. 分裂   76. 夸大
                                       97. 超警觉

自恋型(DSM-IV 301.81)

34. 与理想形象或者客体认同   63. 自大感/全能感
49. 理想化   60. 饶舌
50. 贬低   67. 戏剧化
52. 具体化   46. 社会化
53. 不认同   89. 不真实
                                       100. 率直

分裂样型(DSM-IV 301.2)

55. 禁欲主义   61. 回避
59. 缄默   62. 被动
40. 升华(不需要他人)   72. 假性独立

冲动支配型(DSM-IV 312.39)

57. 一种情感对另一种情感   70. 黏人
64. 转被动为主动   71. 哀怨
68. 冲动化   35. 与攻击者认同
69. 物质滥用

反社会(心理变态)型(DSM-IV 301.7)

5. 投射性指责   42. 合理化
10. 去生命化   46. 社会化
16. 消极主义   33. 与父母意识或潜意识的幻想认同
23. 搪塞   76. 夸大
35. 与攻击者认同

精神病的防御群特征(DSM-IV 298.9)
（上述所有的，加上）

6. 否认：本质、言语上、行动上、幻想中   55. 禁欲主义

	续 表
7. 失区别	58. 高度抽象化
8. 分裂	78. 现实重构
9. 泛灵论	80. 解离
10. 去生命化	94. 躯体暴力
3. 幻觉	

焦虑综合征("歇斯底里"的变种)

在惊恐/恐惧症中,我们发现有象征化、凝缩、置换、投射、受虐性挑衅、一种情感对另一种情感、移情和回避。

好些年以前,我跟几位同事一起参加了一场面对一般民众的恐惧症专题报告会。作为对我的精神分析汇报的开场引言,首席精神科专家主持人 P 医生报告了他自己关于 Donna 的个案。这是个有着电话恐惧症的年轻已婚女性,她不会去碰任何一部电话,也不会走进一个放有电话的房间。他讲解说自己每两周会跟她做一次晤谈,并且指示对方做脱敏练习来帮助她靠近电话,以及给她配服抗抑郁药物。这些仍然是被用来治疗恐惧症的常见技术。

经过一年的这些非动力学治疗以后,Donna 描述了一次"令人惊叹的"顿悟。她报告说自己一直想着关于电话的事情和关于自己那存在诸多问题的婚姻。她记得就在她产生电话恐惧症以前,她的一名前男友打过电话邀请她出去。她敷衍了对方而对方还是反复拨了几次电话。她甚至曾经考虑过要回对方电话,但从来没有这样做。

Donna 向 P 医生透露说她认为自己曾经回避电话是因为想见这个前男友的愿望实在是"太诱人"了(换言之,这太能引起内疚感、对自己的愿望太动心,并因此太充满焦虑)。她的恐惧症消失了,在她意识到这些以后。Donna 已经停用了抗抑郁药物,而现在则终止自己跟 P 医生的晤谈,表面看来恐惧症已经被治愈了。

在诊断与治疗中一个重要的鉴别点是神经症性防御口欲性退行也是一种折衷形成(见第一章)。就是说,虽然口欲性退行避免了性欲、敌意和罪疚性愿望方面的冲突所引起的焦虑,但是同一时间这些冲突中的一些元素却被这个退行性象征所表达了。病人也可能选择现实情况来满足其无意识中想激起惩罚以减轻内疚的愿望。

例如，Donna 的电话恐惧症，象征性地回避了她对自己前男友的性愿望，因而保护了她使其不必感到内疚。同时，她从她的男精神科医生那里得到了较少内疚感压迫的口欲性满足，通过他聚精会神地聆听和"给予"她药物以放到她的嘴里。可是，这个治疗关系不仅强化了她的退行性（口欲性）防御，而且 P 医生的体贴和药物也提供了口欲和象征性性欲的满足。Donna 无疑地会对那些跟 P 医生有关的象征性满足感到内疚。另外，她的内疚或许还会被扩大当她经过脱敏练习而逐渐靠近电话的时候，因为象征性的她也逐渐趋近了跟自己前男友的性约会，那将会愤怒地给她丈夫戴上绿帽子。

当她的冲突逐步升级（因为对男友的性愿望和对其丈夫的敌意攻击愿望而产生的内疚，以及因从 P 医生那里得到象征性的满足而引起的内疚）时，她增强的焦虑感似乎已刺激了她的整合功能和她的观察自我。她有足够的内省力去做她自己的诠释。而且，那种内省力，其本身是一种折衷形成（C. Brenner，1982a），也防御性地造成了她逃避回去做治疗。P 医生以一种置换和象征性的方式，已经满足了她对一段婚外性接触的愿望，这种接触将会伤害她的丈夫，因此也点燃了她的内疚感。所以，她现在变得对 P 医生感到恐惧并避开他。

转换性症状也可以增加到焦虑综合征当中，有时候连同奉承的/诱惑的态度（"戏剧化的"——实际上是对攻击者的诱惑）。

GN 夫人，一位嫁给了一名家庭医生的 37 岁妇女，呈报了飞机恐惧症的主诉、在机场附近的惊恐发作，以及没有能力去享受性交。她没法变得性兴奋。

部分关于她的性功能障碍（一种转换性症状）的分析揭露了那是一个冲突的结果：不响应防止了她意识到自己对其丈夫感到的愤怒，因为丈夫"对他的病人比对我和孩子都更加殷勤"。他甚至从未在他们的孩子们出生的时候出现，因为他拒绝跟同事换班。同一时间，GN 夫人的性抑制表达了她对丈夫的敌意性拒绝，也为这个敌意惩罚了她自己（在性生活中没有快感）。那种冲突通过她实际想法的压抑而一直保持着无意识，这种想法受到了与攻击者（丈夫）认同的怂恿。

抑郁症

抑郁症可以被看成是伴随着典型的防御群而包含了抑郁性情感。可以区分各种程度的抑郁性疾病的是自我功能缺陷的程度(较严重＝"精神病性抑郁"或者"重性抑郁伴精神病性症状")、自我力量的受限程度(抑郁性情感侵蚀了情感容忍度,导致了如记忆和睡眠—觉醒循环的崩溃)以及客体关系的受损程度[抑郁性情感联合了从重要的所爱的人("客体")处的撤离]。

抑郁性情感可以由各种各样的情况引起。再一次,记得抑郁性情感是由一种不愉快的感受加上一个认为某些糟糕而又不能被修复的事情已经发生的想法所组成。或许最为常见的促成这种抑郁性情感的悲观信念特性的动力学元素是(1)由于最小化和压制而导致的未解决的哀伤,和(2)愤怒和批判转向自身作为对因盛怒而引起的内疚感的防御(Blatt, 1992)。

在未解决的哀伤里,一个人会压制对已失去的所爱的人的想法和/或隔离不愉快的感受。与丧失的客体认同造成这个人开始表现得有些类似那个失去了的客体(使用短语、说故事、变得批判、拥抱理由,或者做出其他特别的行为)。如果对这个失去的人有任何的愤怒,内疚可能就会发生,造成这个愤怒被转向自身。这也会导致抑郁性情感。

Cory是一名30岁的抑郁男人,他来自一个高度失常的家庭,在那里他曾经被肉体虐待过。尽管如此,他曾经跟一个保护过自己的哥哥Todd有过一段温暖的关系。Todd甚至还曾经"借给"他一位前女友以帮助Cory对性活动有初步涉入。

在Cory大约22岁时,Todd在一次摩托车事故中丧生了。Cory带着几分羞愧地跟我提起说他在丧礼后跟自己哥哥的遗孀曾经有过性交。当我向Cory指出说这种行为使得他有些像自己哥哥,并且神奇地保持了哥哥"活着"(对与丧失的客体认同作为一种对悲伤的防御的诠释)的时候,Cory开始控制不住地啜泣起来。几分钟以后,他解释说在哥哥死后自己已经"隔绝了所有感受"(压制和情感隔离),并且说他"从未哀悼过"Todd。他接着又说自己的嫂子无疑代表了Todd的某些方面,而自己则通过跟她发生性行为来维持自己跟Todd的联系(性欲化作为对跟Todd的丧失联系在一起的抑郁性情感的防御)。

纵然他的嫂子对于这个性活动感到有兴趣而且显得合作,Cory对于跟她有性行为还是感到相当内疚。我们也明白他跟Todd的遗孀的性行为代表Cory置换了的对Todd的死亡和留下他独自一人所感受到的愤怒。Cory的内疚部分是产生于那个愤怒,因为他觉得"不是 Todd 应得的",而这份内疚造成了 Cory 的愤怒被转向自身,还导致了抑郁症。

另外一个造成抑郁性的思维内容的常见原因是未能实现目标。失败的发生可能是因为目标不切实际或者因为这个人的防御阻止了他达到一个实际可行的目标。任何一种情况下,都会出现伴随着不可挽回的想法的沮丧感。

Ryan 是个聪明的 18 岁大学生,他曾经一直在高中的时候"过得舒服"。但是他开始在一所充满竞争的大学上学,那里的功课都不容易,即使对他而言。他那认为自己可以不必学习就能取得好分数的自大态度已荡然无存。他现在开始感到抑郁了,这导致他开始跟一些同伴一起喝酒和接近并勾引一些年轻女性。当我指出说其酒精滥用和下流行为似乎强化了他的感觉,认为自己可以逃避任何事情所带来的处罚(对酒精、性活动、和自大感作为防御的面质)时,Ryan 变得很难过并且说他讨厌去想起自己父亲的死亡,当时他 16 岁;实际上,他觉得父亲会为他现在是个失败者而感到羞耻。他知道自己父亲会对他有更多的期待(与父亲的理想认同创造了这个男孩的理想)。

Ryan 希望能从大学里毕业的这个目标,跟他的智力在现实上显得相称,可是却已经被他的自大感、性活动和酒精滥用的防御所阻碍。因此而造成的未实现自己的理想(建立在与其父亲认同的基础上),导致了他感到抑郁。

边缘型人格

有边缘型人格的人经常会呈报一些涉及如上述"神经症性"例子中所描述到的防御的主诉。然而,边缘型人格的诊断除了是以自我力量的弱点(尤其是冲动控制、情感容忍度和初级过程幻想的包容度)为依据,还常常包括了对某些原型性防御的发觉。请注意,同样的防御也可以被精神病性个体所使用。在精神病患者中,就定义而论,其自我功能和客体关系是更加受损的。

边缘型人格结构的防御特征包括:自大感、贬低(对他人的)、敌意(以产生距离)、原始理想化、大量的否认、投射、投射性认同,以及分裂(Kernberg, 1975)。

John① 是一名 40 岁的同性恋律师,②他对于最近跟自己一个处了几个月的伴侣的分手感到抑郁。因此他在市区的一个不良地区"逛大街"、购买摇头丸和钓到了一个无家可归的男人。在跟对方先吃了摇头丸和喝酒之后,John 就进一步跟这个男人进行了相互的、没有安全措施的肛交。在他们性交完毕以后,这个人痛殴了 John 一顿并偷了他的皮夹和车钥匙。John 必须走好几里路才能回到自己家。他没有叫警察因为那有可能会使他在专业上和个人层面蒙羞。

在接下来的一天的晤谈中,John 称那个无家可归的男人为"一坨无用的大便"。John 最初好像没有察觉到他自己那些药物滥用、不安全性交和遭到毒打的有问题的行为。

对于这些事件的理解需要很多次晤谈。变得清晰的是 John 曾经否认了那个显而易见的感染艾滋病并且会死掉的现实危险。他自大地在街上购买摇头丸而没有想到自己会遭到逮捕并失去他从事法律行业的资格证。他贬低那个无家可归的男人,通过视其为无用的。通过"买给"那个人摇头丸,John 同时可以把那个人视为是"贫困的",而不是 John 自己(投射、贬低)。

在进一步的探索中得知,John 还曾经诱发了这个男人的一些饥饿感,通过在他们初次见面时就炫耀了一张 50 美元的账单(投射性认同)。我后来得知了那个无家可归的男人毒打 John 的另外一个原因是 John 曾经在肛交时未经那个人的允许就用手掌打了他。我们于是可以看到 John 通过宣泄敌意来作为对多种其他情感的防御,这些情感包括因失去自己伴侣而产生的抑郁、分离抑郁性情感(跟失去伴侣—客体关联的自体的丧失),以及跟那个无家可归的男人的自体—客体融合焦虑。此外,John 受虐性地激起惩罚以减少内疚感。

John 的边缘型人格结构包括了自恋性、冲动性、施虐受虐性、自我毁灭性,以及偏执性元素。然而,他完好无损的观察自我、整合功能,还有跟我相互共情的一些能力,使得我们有可能去诠释上述那些防御和折衷形成,而这最终导致了他自我毁灭性行为的停止。

---

① 随后的案例材料是有一点儿令人震惊的;不过,从患有边缘型人格结构的人那里面质到这样的一些报告并不罕见。
② 由于当前的心理卫生风气,我应该指出说 John 的边缘型病理既不是跟他的性取向也不是跟他的职业有关。这样的有症状的行为和冲突也发生在边缘型异性恋者和非律师职业者身上。

精神病

虽然精神病性的人通常是从自我功能(尤其是整合、抽象、跟现实的关系以及现实检验——见附录一)不足和客体关系(由于倾向于自体—客体融合而造成的对Warm—ETHICS能力的损伤)缺陷的角度来理解的,但是某些原型性防御还是可以被勾画出来的。

在接下来的例子中,这个在治疗中的人展示了自我退行、形式上的退行、现实重构、失区别、去生命化以及解离的使用。

Tim是一名29岁的研究生,他还没有完成自己在英国文学博士学位的学习并且觉得"抑郁症"在妨碍着自己。他已经读了大约8年的研究生并且一直由他母亲资助他,他母亲是一名成功的会计师。他未曾跟任何人有过任何关系,自从在5年以前他完成了自己的课程以后。在大学时,他曾经在一些大学联谊会聚会中有过一两次性行为,但是从未有过女朋友。他对于这些问题的评论意见包括了认为"女人全部都只是追求金钱"(去生命化)的观念。换句话说,他倾向于把问题视为是"女人",而不是自己的笨拙和羞怯(对痛苦现实的一些重构)。

他睡得很多(形态学退行)。在其他时候,他会在自己的单身公寓中听古典音乐。他花好几个小时去想象自己在电视中(失区别)参与扮演一个角色(解离)的场景——例如指挥着纽约交响乐团,在拍着Phyllis Schlafly[4]被一些民主党员和多种动物踩躏的照片的同时(为了包容初级过程思维的自我退行)。当他停止这些想象的旅程时,他发现自己很难"回到这个真实的世界"。

别忘了任何以神经症和边缘型类别中的防御为界定的综合征都可能会跟精神病同时共存。这些并发症使得在心理卫生学科的诊断比在任何其他健康领域的都要来得更加困难。而接下来的困难就在于尝试去改变这种病理性的防御模式,一旦你认出了它们。

建立在精神分析原理基础上的治疗大体上涉及到两个目标:(1)所呈现的症状的缓解,和(2)其他心理功能的强化:自我功能、自我力量以及客体关系。基本上有两套范围很广的技术是可以被用来实现那些目标的:诠释性和支持性。支持性跟诠释性干预之间的平衡要仰赖于对治疗中的病人的诊断和此人在任何一次晤谈时的精神状态。接下来的章节讲述了那些选择恰当治疗所牵涉到的问题,以及如何成功地利用诠释性和支持性两种技术。

第五章 诠释性技术

精神分析性治疗(Compton,1975;Gray,1994;Blackman,1994;Dorpat,2000)需要你首先去破译人们是如何避免自己体验到情绪的。其次,你要使他们注意到自己那些适应不良的防御。换句话说,动力性心理治疗和精神分析是以治疗师说了什么和什么时候说的为技术成分的一种治疗方式。分析性治疗师常常把他们在治疗中对人们所说的那些不一样的东西称为"干预"。

分析性(诠释性)干预

晤谈指导及治疗联盟的确立

晤谈指导可以在第二次晤谈时,或者你已经完成初始评估并决定了要进一步进行治疗的任何时候进行。有一些刚开始治疗的病人可能并不知道要做什么。对于他们,尤其是在每周一次的心理治疗时,一些关于治疗过程的描述也许会有利于推进治疗。典型的晤谈指导可能包括告诉病人尽可能地去谈谈关于他们自己对主诉的想法和感受。他们也可以叙述他们关于在自己过去和现在的生活中重要人际关系的所有想法和感受。他们有可能会带进来一些自己可以回想起来的梦和白日梦。重要的是,他们确实应该要报告自己对治疗师所说的东西和关于治疗的正面和负面反应。他们关于治疗师的幻想可能也是有用的,除了一些他们坐在你的办公室里时也许会有的零散的念头以外。

有些人是自我启动者,他们可以马上开始联想并且跟你产生联系。在大多数情况下他们不需要任何指导。在那些治疗师会见病人比较频繁的治疗中,例如每一周3到5次(就像在精神分析中),晤谈指导可以包含得相对少一些,因为阻抗会更快地变成一个议题,而自由联想作为一个目标,会让分析师去仔细检查接受精神分析的人的接近想法还有这些想法的内容。

关于你和你所治疗的人之间的联盟的看法包含了两套概念。关于"框架"的指导说明是需要提供给病人的,这通常是在第二次晤谈时,而且要围绕治疗关系的以下方面:

工作联盟(Greenson,1965)。在治疗中的人必须

- 出席你为他们安排的晤谈;
- 根据你要求的方式给付商定好的费用;
- 交谈;以及
- 确知他们是因为特定的问题而来看你的,并且知道你的职责是告诉他们一些可望会帮助他们更好地了解自己的东西。

治疗联盟(Stone,1961;Zetzel,1956)。在治疗中的人必须

- 通过跟你的互动发展出相互共情,而且
- 对于跟阻抗有关的初始防御诠释顺利地作出回应。

如果上述的任何一点受到破坏,应该要去注意理解这个破坏——以及它的防御性含义——在进入到对这个人的病理学的动力性理解以前。

探索

你向别人讯问一些问题,期望可以找到一些防御来诠释。例如,你可能会说一些这样的话:"你说你妻子走出了家门并去了她妹妹家。那么在她走出家门以前你们两个人之间发生了什么事情呢?"虽然这样的一种干预忽视了这个人的含糊和压制的防御机制,但是你却是在寻找更加有害的防御,如敌意、对惩罚的挑衅和点煤气灯。

Kanzer(1953)建议治疗师有时候要提问题,以便在治疗中"重建病人现在"的生活,尤其是如果他们是退行的。另一方面,Dorpat(2000)指出说过多的探索会使治疗师成为一种宗教法庭庭长,设定无意识的施虐受虐性动力——其中在治疗中的人们会觉得他们必须回答问题或其他之类的以顺从治疗师。Gray(1994)暗示说过多的探索会绕过人们的阻抗,诸如含糊、压制、被动和缄默,而这些在早期的晤谈中给予面质和理解可能是很有用的。

探索是一种有用的技术,但是要当心受到驱使而问了太多的问题,并且确实要设法监测那个你正在治疗的人的反应——不只是对你提的问题,首先还有的是对自己的被提问。从前关于"表达性—情感性"或"探索性"的心理治疗观念被证明是有点儿问题的。

面质

你看见自己正在治疗的病人在使用一种无意识的防御并且提请他们有意识地注意到这一点。例如，你可能会对一个表述时遗漏很多细节的病人说："你在关联自己今天的所思和所感方面好像遭受着一些阻碍。"就定义来说，当你在治疗中面质别人时，你不要试图解释为什么他们在使用那一些防御。

澄清

你总结出一种防御的模式，如同以下这个关于澄清最小化的防御机制的例子："所以你使你自己相信对于你的丈夫、你的母亲和你的老板，'这没有什么大不了'。"或者，在一名妇女描述了她如何成功地应付了自己孩子给她造成的17个棘手问题之后，你就她的*压制*发表看法说："所以你非常努力地试图不对他们感到生气，并且逆来顺受。"

有时候一个澄清可以被用来避免提问病人。一个像1970年代的那位谦恭的电视剧侦探Columbo(Peter Falk)[1]那样大智若愚的陈述，在探出信息而不侵犯病人的自主权方面可以是相当有效的。类似于"我不是十分理解发生了什么"或者"这听起来非常难以理解"的说法可以邀请病人为他们自己作一些解释，假如他们愿意选择这样做的话。

动力学诠释

你向病人解释他们所没有看见的防御。然后你向他们表明哪一些情感是被遮挡住了的。如果你有相关资料，你也可以讨论是什么冲突产生了这些情感。要诠释*反向形成*和*转向自身*是作为对因破坏性愤怒而引起的内疚的防御，你可能会评论说："当你对自己的孩子感到愤怒时你好像会憎恨你自己；所以你变得'非常友好'，这使你感觉好一些；然而，这个愤怒接着就*转向*了你自身，而这促使你感觉抑郁。"

进一步的细节是你可以选择在一个特定的性心理水平上或者在不同的性心理水平之间诠释内心冲突和防御。在同一个水平时，有一些例子会是如下般：

口欲水平。"你对于自己希望我去帮助你感到十分尴尬。我想这份尴尬促使你想要*回避*这些晤谈。在某些方面，你宁可靠自己的力量来处理你的问题。"

肛欲(分离—个体化)水平。"当你继续保持沉默的时候，你倔强地保护自己以免暴露令人尴尬的资料；同时你又希望我能够读懂你的想法。"

第一生殖器/潜伏水平。"看来你不想要成为一个鸟人，那会使你觉得内疚。反之，你尽最大努力地表现友好，却同时一直在讨厌自己这样做，并且当你确实畅所欲言和'坚持到底'的时候,你以一种诱导他人惩罚你(以减轻内疚)的方式来实现它。"

在一些情况下,对力比多退行(或者前行)的诠释可能是更可取的。就是说,你诠释不同性心理水平之间的冲突:

> 一名29岁的强迫症男人就预约见面的时间跟你发生了争论。你向他指出他对权力斗争(肛欲水平)的爱好如何使他免于体验到因为依赖你(口欲水平)而产生的羞愧感,并且同时保护了他以免他想到自己早泄的问题(成熟的生殖器水平)。

移情诠释

你明白病人在对你使用着跟他们对自己父母所用的防御一样的防御。但是对于你,这些防御是完全没有必要的。

> 一个男人说到了自己的父亲好像从来都没有关注过他,他为此也忽视自己的父亲。当他后来在跟你说话中表现得叽里咕噜含糊其辞的时候,你发表意见说:"当你讲话没有讲清楚的时候,我觉得你是在避免一种担忧,认为我对你所说的东西不感兴趣,仿佛我就是你的父亲。如果我要求你重复一些东西,这会减轻你的担忧,但是如果我没有这样做,你就可以确信我是像他一样的,而且我不在乎。"

起源性诠释

你向病人说明来自于他们的过往的一些冲突是怎么样被替换到了今时今日的处境之中的:

> "我觉得你允许自己丈夫每天在晚餐时间去探望他的母亲超过两个小时,是因为你非常努力地试图让自己不会以那种你小时候在自己母亲身上感觉到厌恶的方式,去批评和操控别人。"(源自于对母亲的不认同,作为对内疚的一种防御)

或者:

> "你好像在回避女性因为你依然在保护着自己免于遭到羞辱,就仿佛你仍然还在高中里而那些女生会因为你超重而取笑你。"

释梦

你讲解在梦里面的象征符号是如何地阐明了某些人们一直没有察觉到的涉及防御的冲突。有用的是,要把梦里面各种各样的象征性元素归因于人们的想法(联想)——不论是在同一次、前一次,还是在下一次晤谈中——以便更加准确地做这种诠释。

NN先生是一名35岁的已婚工程师,他患有早泄。他梦见:"我在法庭上因某事而正在受审。有人告诉我说陪审团极可能对我不利。我走了出去。然后,我就独自一人坐着,并吸吮着我自己的阴茎,而我的阴茎就好像是有3尺长。"

他联想到自己是如何会觉得有一点内疚的,因为在前一天晚上他为了想要看一场足球比赛而避开了跟自己妻子和两个孩子一起晚餐。他有永远都不依赖任何人的想法。我于是可以诠释他防御性回避跟自己妻子亲密的象征性符号:他宁愿吸吮他自己,只是因为他宁可把自己看成是"大丈夫"(3尺阴茎),也不愿意承认他是在回避因为想要以婴儿般的方式来依赖自己妻子而引起的内疚感。他后来想起了自己曾经要求妻子在他上床睡觉以前给他弄一点热牛奶。

另一个释梦的例子:

L女士是一位29岁的拘谨的女性,她梦见:"有一些男人在追赶我。我感到害怕并且在奔跑。这里有一些性的涵义。我沿着一条街道跑下去,这条街道看起来像是我从小长大的那条,接着我跑进了史密斯女士的房子里并且锁上了门。然后我就醒过来了。"L女士把男人都联想为"跟所有的男人一样",意思就是"通常在他们大脑里只有一件事情"。史密斯女士的房子"总是那么地令人舒服和欢迎别人"。

L女士还想到梦里的其中一个男人看起来很像Chuck,一位她在高中的时候曾经喜欢过的十分"迷人的小伙子";但是她从来没有向他透露过自己对他的好感。我向L女士诠释说这个梦好像暗示着她防御性地躲藏在自己视为安全的一群女性当中。她有一部分的恐惧似乎是起因于她把自己视为危险的自己的性欲望("迷人的"Chuck)投射到了男人身上;因此她躲避着男人们的和她自己的性兴趣。她回应说:"对。我不想要Chuck知道我是怎么想的。我也许会感到丢脸。"

阻抗诠释

一名35岁的男性患者在他的第一次约谈中迟到了25分钟,然后解释说自己弄丢了那张草记着来我工作室的路向的纸条。我回应说:"那么你今天差不多是不必跟我见面了。"他笑了,想起了对以前一个治疗师的强烈厌恶,并推断说或许他预感到自己也会不喜欢我。

阻抗诠释也会在下一个关于侦查防御的章节中被提到。简言之,你会经常要尝试去对人们说明他们的姗姗来迟、失约、难以言表、忘记付费或者含糊其辞,都可以象征性地暗示着一种对继续治疗的不情愿,而对此他们自己仍然是相当缺乏认识的。

链接诠释

你在言词上将某人在一次晤谈当中所提出的不同想法链接在一起,因为你认为它们之间有联系。

例如,你怀疑被动、转被动为主动和受虐性挑衅是正在起着作用的一些防御,那么你可以说:"你在晤谈的开始就抱怨关于你丈夫如何试图把你差来差去,好像你是他军队里的新兵之一那样。而你现在却要我告诉你该谈一些什么。大概是你觉得你也必须以某种方式听命于我?"

重现

这种难得被使用的分析性技术需要思考关于在人们早前的生命中可能发生过什么以至于出现了他们当前的困境。这个技术在那些人们无法想起,也许是最近也许是很多年以前,发生过什么的情况下会有一些帮助。

重现的事情必然地至少会有一点不准确的。因为这个原因,当在治疗中的病人没有关于性侵犯的回忆时,治疗师变得满脑子想要帮病人去重现儿童期的性侵犯经历将是很危险的。过分热心的重现会造成在治疗中的病人发展出虚假记忆综合征[2](Blum, 1996)来讨好治疗师(一种点煤气灯的形式,其中治疗师意图使人们相信他们自己是有某种失常的)。

换句话说,如果治疗师试图让病人去重现一段儿童期的性侵犯经历,而在治疗中的病人却实际上并不记得有这些经历时,病人可以内射治疗师的信念来作为对因不同意治疗师的说法而引起的焦虑或内疚的一种防御。这个病人还可以使用被动(附和治疗师的建议)、反向形成(当实际上是感到逆反和愤怒时却表现得太过友好)和失区别(放弃个性的一些特点以变得更像治疗师,作为对分离焦虑的一种防御方式)。这些防御方式跟那些使人们易于受到宗教领袖和邪教徒伤害的防御方式是一样的。要更安全地去处理人们被性侵犯的那些感受,首先得他们对这些经历有一个清晰的记忆。

在另一方面,对其他状况的明智的重现会激发那些关于持续冲突和防御活动的一些有用的记忆,而这将可以引起治疗性领悟。

CX先生是一名40岁的男性,他会在言辞上攻击自己单位的上级领导,导致他们通过排斥他和限制他的晋升来报复他。我把这种自我毁灭性行为跟他以前报告过的,关于他父亲在他学龄期那些年间以腰带鞭打他来惩罚他的那些记忆,做了一个链接诠释。CX先生最初反对用"鞭打"这个词,而更喜欢用"责打"或"打屁股"这些词。此外,虽然他清楚地记得很多次的鞭打,但是他回忆不起对这些事情的情感反应。

我重现说他可能就那些鞭打的事情曾经对自己父亲感到愤怒,但是他已经压制了这些愤怒并变得坚忍克己。与此同时,他好像将自己的愤怒置换到了自己现在那些象征性地代表了父亲形象的领导身上;他对他们实施了一种移情,其间他批评了他们然后再被惩罚。CX先生回应说,他回想起了其他时候自己父亲曾经把自己当作一个年轻成年人来"摆布",当时他记得自己变得很恼火,但是无论如何他还是设法讨好了自己的父亲。我们还察觉到他与攻击者认同了并"责打"着自己的上司,就像他父亲曾经打他那样(对自己父亲感到愤怒的另一种防御)。

侦查防御

基本上,侦查防御的存在有两种方法:推论性的和感应性的。

推论性技术

你可以从某些客观的观察当中推论出防御活动。如图5.1中所示,当某个人停止信息的传递、突然转换话题、错过晤谈、对一些可能跟你有关的事情进行抱怨(Langs,1973)、讲话过于象征性("生命就像是一盒巧克力……"),或者要不然就是以一种使你想要去问问题(You Want To Ask a Question,YWTAQ)的方式来叙述事物,那么这个人大概就是在使用防御了。图5.1阐明了防御机制是如何防御那些产生于愿望(驱力)、内疚(超我)、现实和人际关系之间的内心冲突的情感的。

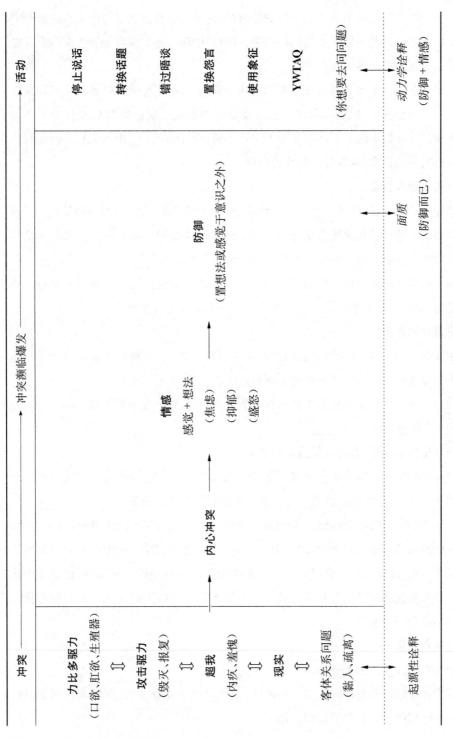

图 5.1 推论式地发现防御机制

Gray(1994)强调说当一个人在说话的时候,这个人的言语表达流的中断是暗示着出现了一些可以被温和地面质的防御机制。而且,中断的地方常常就发生在一个人差一点要意识到强烈的感受和驱力时。

很多人在一开始都会对治疗呈现出突出的阻抗。其他人则希望可以提早地离开治疗。在任一情况下,你都会发现自己需要就那些促成阻抗的防御机制作出一些干预。下面的这些脚本演示了一些典型的阻抗主题,以及你在回应中可能想要使治疗中的人接受的一些概念(并非那些具体的用语)。

具体化和理智化。

治疗中的病人:讨论各种各样关于使用药物来应对"化学失衡"的一些学说——以便不必揭露一些痛苦和尴尬的情感或经验。例如,"我看到一篇文章说全部的抑郁症都是由化学失衡引起的。有些人说它是一种维生素E不足"。

回应:"我想对你来说去相信这一些——以及跟我去讨论这些学说——比想起你在自己的(重要人际关系/工作)经历中那些冲突要来得更加舒服。"

正常化和普遍化。

治疗中的病人:断言说所存在的这些问题都很寻常,并没有不平常,而且会问"每个人不都是这样吗?"例如,"所有丈夫都是这样认为的,难道不是吗?"

回应:"在我看来你不想认为自己有严重的问题;对你来说不得不来咨询我一定让你感到十分尴尬。"

合理化和最小化,有时候导致悲观主义。

治疗中的病人:"这没有什么大不了的。我已经习惯了这种虐待。我丈夫有一个糟糕的童年;他无法克制这样做。对此我真的没有什么可以做的。"

回应:"一方面听起来你像是他的辩护律师——为他制造了许多借口;另一方面,你似乎已经采纳了这样的观念,即认为自己是完全无能为力的,就像一个幼小的孩子那样。在这两种情况中,你会以一种方式来谈论自己婚姻中的这种困难,在这当中你不会允许我所说的任何东西对你有意义——显然你早已认为我会试图说服你去接受一些你不会赞同的事情。"

投射和外化。

治疗中的病人:"你大概认为我是一个白痴……"

回应:"我认为那是你的良知[3]的说法:你必定是十分自责的,而你现在则期望我变得就像你那严厉和批判的良知一样。"

缄默和被动,有时候导致顺从。

治疗中的病人:"我没有什么想要说的(暂停)。你会希望我告诉你什么呢?"

回应:"我们何不从就你是如何一下子把自己放在了一个取悦我的位置上的这个情况稍作思考来开始吧。"

社会化和幽默。

治疗中的病人:"我真的很喜欢你的办公室。我的装潢工将会很嫉妒的。"

回应:"谢谢,你也有很好的品位。我猜你可能会这样想,接下来我要提供给你的东西也会显示出同样的能力,但是你还不确定。"

感应性技术

除了使用客观的标准来推论无意识防御机制的存在之外,你自己的四类反应也可以向你暗示跟你在治疗中的那个病人有着在起作用的病理性防御。最好不要跟病人去分享这些情感反应。恰恰相反,你需要反思自己的这些反应以便解析这个病人可能有的、在起作用的那些防御机制。显然的,使用感应性推理法需要找到你理论的客观证据,比如跟病人"试探性提出"一种防御的诠释,看看他们是否赞同。

对于一种防御机制的存在的感应性测定的四点法则可以通过缩略词 WEBS——什么(What)、共情中断(Empathy break)、废话(Bull)和应该(Shoulds)来进行记忆。

"什么?!"反应。 当你想要对某个跟你在治疗中的人说:"什么?! 究竟为什么你要那样做?"

一名治疗师报告了关于她对 I 女士,一位 26 岁的抑郁的离婚妇女的治疗。I 女士允许了一名前男友的来访,在他处于一种喝醉的状态下打电话过来以后。就在他来到她的住处时,I 女士针对他的喝酒训斥了这名前男友。于是当他走出门口的时候,在肢体上恐吓了她。这名治疗师居然对 I 女士说:"我感到困惑! 为什么你那样做?" I 女士回应说她不知道,但是一切都还过得去,没有什么大不了的,而且结果是一切都很好。

在督导时,我向这名治疗师指出说关于那个酒醉的男友,I 女士似乎使用了反向形成(对一名自己讨厌的男友表现得过度友好)、对惩罚的挑衅(邀请他过来然后训斥他以使他恐吓自己,以便消除自己因想要杀死对方而产生的内疚感)、最小化(他的危险性"没什么大不了")和投射性认同(在治疗师身上引起了愤怒、指责和困惑）——所有的这些都刺激了治疗师产生"什么?!"反应。

技术方面,我建议这名治疗师去内省这种"什么?!"反应,以便解析关于I女士的防御机制,然后去诠释这些防御和冲突。要求I女士去解释她自己的无意识情感和防御只会使得I女士意识到自我,并导致她的最小化。

共情不协调。这个现象发生在当病人在你的办公室里表达着一种特有的情感或态度时,你却发现自己无法感觉到它。你表面上的无感觉或许预示了一个反移情干扰。但是另外一种可能的情况是你在共情性调谐的受阻表明这个人在使用着防御。

H女士是一名35岁的已婚妇女,她在晤谈中一再地哭泣。她诉苦说那个跟自己已经有了一段5年婚外情的男人在她提议减少他们之间的性活动之后拒绝了跟自己见面。此外,当她随后对自己丈夫坦承这段婚外情的时候,他严厉地责备了自己并接着好几个小时拒绝跟自己说话。

在H女士哭泣并抱怨关于自己觉得被这两个男人伤害时,我感到有点恼怒和想要责备。由于我注意到自己没有体验到H女士正在抱怨的那些事情所带来的忧伤,我怀疑她或许是在使用防御。我用了自己个人的——指责的——反应来解析她可能是使用对惩罚的挑衅来作为一种防御。

我于是对她指出说在上述两种情况中,她似乎想操纵着以便她先折磨这个男人然后以被他惩罚为结束。伴随着一阵突然的发笑,她回答说:"你的意思是说我制造了这整出该死的剧情!?"她接着继续联想到自己曾经在19岁时是如何感到被折磨的,当时她第一个认真交往的男友在她意外地为他怀孕之后抛弃了她。她痛苦地讲述了对于自己的堕胎,他是如何地甚至未曾到场过或者资助过自己。其后,她认识到自己感到内疚因为她"把这些怪罪到"(置换)其他男人身上并且以此来克制自己(与攻击者认同)。

废话。某人在晤谈中自由联想着一些要不看似毫无意义的,要不早已详尽地被分析过的事情。你可能会评论说:"你已经花了相当多的时间在告诉我关于你上个周末的旅途中的交通情况;我的感想是你在试图告诉我每件事情,但是你那是以某种方式在避免接触到其他更加令人苦恼的事情。"

一个我正在治疗的男人在网络上探究过他自己的心理障碍。他通过叙述说自己可能有季节性情感障碍来开始了一次与我的晤谈，因为他觉得在秋天的时候自己变得很忧伤。当我尝试去诠释这个理智化是作为对他对自己妻子不忠实而产生的内疚的防御时，他坦承道："我就是跟你随便聊聊。我觉得那样做会惹恼你！"

Renik(1978)指出，过度强烈的聚焦在"非威胁性的……材料上怂恿并强化了对烦扰的……想法的关注的撤离这种防御操作"（第590页）。

应该。在治疗中的病人告诉你一些他们所处的可怕的状况。他们讲解这些时用了情感隔离还有或许一点点的哀怨。你觉得有一种渴望想要去告诉他们他们应该做什么。这就是一个诠释他们的防御的时机，尤其是被动。

在电影《分析这个》[4]（*Analyze This*）(Ramis，1998)中，Billy Crystal 扮演了一名治疗师，他在较早的一场戏中治疗着一名被动、忧伤、哀怨的妇人。他想象自己跳离了自己的椅子并朝她嚷着一些这样的话："为什么你不能停止抱怨并开始一个新生活！？为什么你不能做出一点行动？！"然而，在晤谈中他所做的一切只是叹气和告诉她他会在下一周跟她见面。

事实上，Crystal 想象中的反应表明了一种跟他所治疗的这个妇人的共情反应。他所没有做的、尽管是必要的第二步其实是：利用自己的"应该"反应（关于他的病人该做什么）去解析她的被动和情感隔离的防御机制。他的内在反应，如果是在一名熟练的治疗师手里，将必然会提示他说他的病人应该有着跟他同样的反应，但是病人却在回避这些情感，而这些情感对于采取有效行动来解决她的问题是必要的。恰当的干预应该是一个对她的被动、冷淡和情感隔离的面质。

诠释的次序

防御群通常应该按照以下的顺序，随同被回避了的情感一起被指出来：

1. **威胁到病人生命的防御**

会威胁到一个人的生命的那些防御包括将怒火转向自身、判断或自保能力的抑制、对于危险的现实的极大否认和合理化，以及对严厉惩罚的受虐性挑衅。

B先生是一名32岁的会计师,他因为威胁着要自杀而被自己分居的妻子的治疗师委托给我处理。他很肯定自己的妻子在结婚11年以后要坚持跟他离婚是"不明智的"。他们有两个孩子,他觉得孩子有可能会带给妻子一些理性觉察,但是他对当下的情况感到泄气。他对妻子坚决要求他在两个月前从屋子里搬出去没有表示丝毫愤怒。

使情况变得复杂的是他的观念认为自己妻子对他是友好的。她从来没有决绝地说过他们将永远不会回到一起。B先生告诉我说他经常在他和自己妻子以前共有的住宅里照顾孩子。他依然继续偿还房屋按揭贷款和为自己的住所缴纳房租,但同时他对这种安排的花销也有抱怨。

实际上,他在跟我的第一次晤谈中讲述了自己在不久前的一次照料孩子的经历之后就变得有自杀倾向。他在周末留在了他们的老房子里,当时他的妻子去探望一个住在乡下的、她声称跟对方只是柏拉图式关系的男朋友。

当她在周日晚上回来的时候,她不理B先生的愿望而要他回他自己的住处。他说自己曾经以为她允许自己在他们的老房子里照料孩子是意味着她是在给予自己婚姻的希望,他变得有自杀倾向是后来在周日晚上当妻子拔去了她的电话线时,她显然是为了使他无法联系到她继续就"她那些过错"对她进行劝说。

我向他诠释说他不想让自己去弄明白更显而易见的事实是什么:那就是他的妻子很可能已经跟他玩完了,但却把他当作一名免费的保姆在使用。我觉得他使用了否认(在言语和幻想中)以便避开自己因婚姻的死亡而感到的强烈哀伤和对妻子的愤怒。

B先生的反应是开始哭泣。他冲口说出:"为什么她一定要这样做?为什么她不能成熟点和做该做的事情?!"正当他认识到自己其实是对妻子感到愤怒的时候,他马上为她找了很多借口,例如说她"在工作中处于大量的压力底下"。

在接下来的几次晤谈里,我就他那些反复出现的否认、合理化、转向自身和现实重构等防御做了更多的诠释。当他理解了这些防御以后,他的那些急性的自杀计划减少了,尽管他还是不高兴。他在没有自杀企图或者住院需要的情况下坚持了好几个月的治疗。

当他的公司换了保险公司以后,B先生无法再担负来我这里看病的费用,为此他换了治疗师。六年以后,我接到了来自另外一个治疗师的求讯信;在此期间他未尝试过自杀。

关于那些威胁到一个人生命的防御的另外一个例子是由 H 医生汇报的,他是一名在接受动力学精神科训练的四年住院精神科医生：

> 他被呼叫去看 CC 先生,一名带有自杀念头而被送到急诊室的 27 岁单身男性。在起初听到这个人的病史时,H 医生怀疑 CC 先生会是一名抑郁症的"常规入院病人"。然而,使用动力学方法的结果是比 H 医生原来预料的治疗性更好。
>
> CC 先生是在他的女朋友于凌晨 4 点醉醺醺回到他们的住处,并承认说她已经跟另外一个男人发生了性关系之后,产生了自杀念头的。他努力地想要变得"理解",因为一年以前他跟另外一个女人发生了对自己女友不忠实的事情。他现在觉得自己"无权"生气——对执勤的住院医生预示了 CC 先生感到内疚。这位住院医生于是诠释说 CC 先生似乎"过度地理解"(反向形成)以减轻内疚,并同时将要命的狂怒转向了他自身。
>
> CC 先生哭了,并叙述了对自己女友的极大愤怒,但是也声明了他觉得是自己造成了这个问题。当女友在一年以前因为他的私通而痛斥他的时候,他承认自己曾经刺激她去"以牙还牙",假如那样做可以使她的愤怒"从她的身体离开"的话。识别出这种受虐性挑衅,这位住院医生诠释说 CC 先生把惩罚带到自己身上是为了进一步消除内疚。CC 先生因此回忆起人生一直以来的内疚,因为他在青春期时曾跟一名同处于这个时期的姐姐做过性游戏。
>
> 他不再感到有自杀倾向,因为他已经发展了对自己内心冲突的初步理解。反之,他从这位住院医生那里要求在次日就提供的门诊随访治疗。

2. 妨碍到关键信息的收集的防御

这些防御可包括敌意的投射(导致对治疗师的不信任)、压制、缄默、含糊、贬低、置换和负性移情。

> 在一次跟住院医生一起参加的教学会议上(Blackman, 1997),BB 女士,一名 22 岁已婚的女性助理看护呈报了一个跟近来发生的一件事有关的失忆的主诉,这个事件中她曾经遭到了怀疑,当时地西泮(安定)在医院里从她的病区中丢失了。她说自己会工作一整天然后却记不起关于那天的任何事情。作为对我的探索的回应,她否认了使用过酒精或药物。

她抱怨说"我有的那些问题,它们不只是问题;它们还使我心烦意乱。我想知道自己是不是很好。有时候我认为自己是可以的。"她提供了极少的信息。

在我们的研讨会早已谈论过阻抗的情况下,M医生(其中一名住院医生)准备使用分析性技术。我请求,与其继续探索更多详细的资料,不如就她的压制和含糊的防御机制面质她。BB女士笑着(防御性地)回应说那有太多要说的了,她不知道从哪里开始。她好像局促不安,虽然她没有这么说;M医生诠释说BB女士的局促不安是她的那些防御的其中一个动机。

BB女士同意了这点然后承认说至少有一次,当她回到了家里以后,发现有一瓶地西泮在自己的口袋里;而她不知道那是怎么样发生的。她自动地将自己现在的"遗忘症"跟一件自己在青春期后期的商店行窃事件联系在一起,该事件中她也声称自己记不起来。她温和地把自己描述为"两个不同的人"。

注意到在场仿佛没有任何一个住院医生对此表示怀疑,我终止了面谈以便讨论鉴别诊断。源自我的司法精神病学的经验,我怀疑BB女士是在说谎,因为(1)她最近曾经犯过一项罪行(偷窃地西泮),(2)她对于自己所告诉我们的事情吞吞吐吐,和(3)她曾经有过犯罪活动的历史(至少青春期以来有过一次事件),而在声称遗忘症之后她显然是被赦免了。

虽然我知道要圆滑地去讨论鉴别诊断——这包括了(歇斯底里的)遗忘、精神病性退行(伴有记忆崩溃)和搪塞(以避免刑事起诉)——将会是很困难的,但是我确定不管怎么说能够找到诊断将会是对这些住院医生最有利的,如果我可以做到不侮辱到这个病人的话。

首先,我请求这些住院医生讨论他们的解析。他们似乎一心只想到压抑就是这些所谓的遗忘状态的唯一原因。我平静地指出说这个鉴别诊断还包括了整合能力方面的自我退行和搪塞(由于病史暗示了超我症状)。我解释说歇斯底里性遗忘通常会需要一个过于苛刻的超我在相对完整无损的自主自我功能的存在下跟性欲和/或攻击性驱力的衍生物发生冲突。

在我的要求下,M医生于是通过指出说他能够看到BB女士难以说出是什么在困扰着她自己来面质BB女士的回避。她说那是很尴尬的,因为"人们会以为我发疯了"。她说这个话的时候还带着一点发笑,以致她的"发疯"这个词的使用体现出了一种戏剧化(表演性防御)。而我很好奇她是否把自己那种即将自我碎裂的感受投射到了其他人身上。

为了便于取回更多的资料,我建议 M 医生跟病人澄清说她的含糊好像是自动的。他对此非常热衷,就对她说:"我明白你不是故意试图不告诉我们一些东西,你也不是在欺骗我们,但是有一些你没有告诉我们的你所正在思考的东西,可能是有助于我们做出一个诊断的。"(在病人离开以后,我们讨论了他是如何地给 BB 女士施加了压力并以一种可能不恰当的方式为她开脱,因为有可能她是在撒谎的。然而,他的安慰的结果却是富有成效的,尽管不准确。)①

BB 女士回答道:"这不是真正的我,这是那些发生到我身上的事情。"随着我的一些温和的探索,她承认说那些发生在她身上的事情包括了一些关于家具、器皿和茶杯茶碟会"飞着穿过房间"的经历。她为这些感觉辩解,坚决宣称说"这种事情没有原因",也不是她"想象出来的",而且她并没有"喝醉或者在睡觉"。此外,她会"看见人们"跟她说话,虽然她很难说出他们在说什么。我向她澄清说她没有觉得自己的这些体验是发源于她内在的冲突。相反的,她觉得它们是"真实的",而且不是她思想的一部分。澄清她的确定和空想给了我们所有人证据说明她是精神病性的。

为了进一步证实这个诊断,于是我自己跟她探索,看她是否经历过思维堵塞。她承认说自己经常要询问别人她说过一些什么,因为她无法跟随自己的思路。

有了这些提示着精神病性疾病的资料,我提醒这些住院医生说我将要向他们展示一些不一样的技术。我自己的解析是这个病人是在理智化和合理化她的症状,并且比她愿意承认的还要退行得更严重(由于羞愧感)。她似乎是防御性地蒙骗着我们关于她"遗忘"的程度,而我认为那可能只是整合能力退行(思维混乱)的一些发生时段。我因此陈述了 BB 女士显而易见的搪塞,通过告诉她我不认为她已经完全忘记了一整天的活动。我还向她提议(支持性技术)说如果她非常努力地想想,她或许会记得所遗忘的那些日子里的一些事情。

---

① 被评估或者被治疗的病人对一个不准确或者不正确的诠释回应以有价值的材料或者甚至是领悟的这种情况并非罕见。如果病人觉得治疗师是善意的,他们就会参与到我把它看作是"帮助治疗师"的互动中,这种互动有着额外的移情含义,即病人成为一个对治疗师来说好的孩子(治疗师无意识中代表了家长),或者成为一个对治疗师来说好的家长(治疗师则代表了缺乏安全感的孩子)。

譬如,有些人对一个不合时宜的对情感的面质——例如:"你好像生气了"——会采取向你提供他们冲突和有问题的防御的信息的方式来回答,也就是说:"是的,而且我感到很内疚因为我甚至不会去谈论它!"不过,通常比较好的是首先去审视防御功能而且使病人关于防御的观察自我进入正常状态,好像:"你今天看起来有一点儿保留。"否则,他们对一个针对愤怒的面质的回答很可能就会是:"不,我不生气。可能问题是在你。为什么你要我感到生气?!"

她回答说自己回忆不起任何事情。我接着争辩（支持性技术）说在我的经验中，人们通常不会百分之百地忘记事情。我很疑惑她在那些日子里自己的想法是否可能曾经有过那么多麻烦，以至于她很难确切地想起自己在想着什么。我猜想她可能记得自己感觉到混乱和抓狂。她回答说自己的大脑常常是"在燃烧"，以及她有着"太多的念头"。她总是不能连续地睡上两三个晚上。她主动说出自己会"吃苯海拉明（Benadryl）以便去睡觉"。

我以极快的速度引导（为了减少她超我反应的支持性技术）她，并问她："你每次吃 10 粒还是 15 粒？"我预计她可能会因此承认自己每次都吃少许。但是她让我们所有人都吃了一惊。她神经质地笑了并且说不是的，她其实每次要吃 25 粒或者 30 粒苯海拉明胶囊（每粒 25 毫克），因为要不然她就会"根本无法睡着"。这些住院医生和我都一致认为安定精神的药物似乎是更可取的。她对这个方案也欣然同意。

在这个病人离开以后，我呈报了自己的解析，认为 BB 女士大概是在发疯似的绝望状态下偷了地西泮，这种状态是她整合能力不足、现实检验的受损，以及包容初级过程的失败导致的。她大概是害怕自己一旦被逮住，会由于偷盗而受到惩罚，因此撒了谎。A 医生于是提起说虽然 BB 女士曾经被怀疑偷窃地西泮，但是由于她的"遗忘症"而没有被施加正式的指控。

进一步的讨论围绕在了她关于遗忘症的主诉上，这点起初并没有被怀疑过。看来由于她对自己精神病性的想法和症状感到尴尬，所以她已经有意识地压制了一些资料和通过暗示自己有多重人格障碍来进行理智化。她的情感隔离、蓄意保留、搪塞和理智化等防御，如果没有被指认出来，可能会导致这名精神病性病人被错误地诊断为多重人格障碍（Gardner, 1994）。

我们现在可以避免试图以动力学干预技术来消除她的症状。就那个技术的条件而言，她缺少了自我功能（整合能力和抽象能力），所以取而代之的是需要药物治疗和支持性干预。

3. 引起对治疗的阻抗的防御

以下的防御可以引起阻抗：

- **压抑**和**回避**是显著的，当人们忘记了前一次晤谈时的所有资料或者在接下来的一次约见中迟到了 15 分钟时。

- 对重要资料如自杀念头（内容和情境）和性冲突细节，包括幻想的压制。
- *移情阻抗和投射*，引起了不信任感和贬低、与遗弃者认同，以及超我的外化（常常表现为害怕来自治疗师的惩罚或否定）。

有一个关于病人带有基于负性移情的感受的阻抗的例子，这些感受是置换自先前的一些治疗师。这个例子中F先生是一位52岁抱怨自己有"抑郁症"的男人。他请求给他"百忧解或者一种类似它的药物"。我诠释说："那样的话你就可以尝试减轻一些不愉快的感受而不必告诉我你的婚姻问题。"F先生回答说："我以前曾经有过谈话治疗。其他的那些治疗师都只是坐在那里和倾听。那或许是我的错，但是确实没有帮助。"我回答说："你大概也预料我是那么令人泄气的，所以你宁可来主持一切，拿一些药物，并且也不需要相信我。"F先生说："我从来没有想过那些。也许吧。我不喜欢想起自己把所有钱都浪费在了一些没用的握手上面！"

4. 促成病人的整个心理病理状况的防御

这些防御包括言语的抑制、与攻击者认同、被动、压抑、反向形成、回避（对情境的）、象征化和凝缩。

神经症中的防御

D女士是一位43岁已经两度离婚的女人，在她从自己作为图书馆管理员的工作中被解雇之后就得了中度广场恐惧症和抑郁症，她来咨询我是为了得到治疗。她被解雇表面上是由于人力的缩减；然而，她觉得一个曾经能与她竞争的"更年轻的女人"，对（男性）图书馆馆长使用过手段以便接管自己的职位。D女士现在领取着失业保险金；她想要回去工作，但是当她离开房子的时候，她屡次出现严重的惊恐发作。

在进入治疗若干个月后的一次晤谈中，她承认说自己不想来见我了。当我评论说或许她可能在避免提及对我或者治疗的任何负面感受（阻抗诠释）时，她问道："为什么你上一次把焦点放在了性上面？"我澄清说她才是那个在前一次晤谈中提到自己很寂寞但是不会去"站在街角"的人。我曾经在那时将她的玩笑跟回避性的题材联系在一起,她已经告诉过我这种题材对她来说是有冲突的。但是她现在似乎想要把提起性的责任归咎于我(投射和投射性指责)。

她赞同了我对她歪曲的回忆所作的面质,并且补充说:"指责你比不得不谈论这种事情要好一些!"然后她轻声地笑了。她接着询问自己是否可以要一杯咖啡。我诠释说她可能对只是咖啡和一次闲聊感觉好一些,比有关性的材料要安全些(力比多退行作为一种防御)。她再次笑着回答说:"咖啡和香烟通常都是在性活动之后的!"我们又一次谈论说以最后的这个玩笑来责难我将会是很方便的。

由于剧烈的头痛,D女士打电话来取消了她的下一次晤谈。当她出现在随后的晤谈中时,她无法回想起在自己三天的头痛之前的那次晤谈的任何事情。我首先对她诠释说我认为遗忘(压抑)是与头痛联系在一起的。她请求我帮她想起自己忘记了什么。我说起了关于避免谈论到性、她想要咖啡并以此开玩笑,以及想要指责我的那些讨论。她回答说:"噢,现在我记得了。那真是很糟糕——我不应该那样开玩笑!"我接着诠释说她似乎非常自责,而且或许头痛惩罚了她并让她远离了自己的晤谈和自己那些涉及性题材的念头。

她赞同了,并坦承了一些自己"从来没有告诉过任何人"的事情:她曾经跟一名不同人种的男人有过第三段婚姻,而自己已经结束了这段婚姻,尽管这个男人对自己是专一的。她想知道自己是否折磨过他,以宣泄自己对第一任丈夫余留的愤怒,她诉苦说第一任丈夫曾经在情感上折磨过自己。我把她也许已经对自己不久前的那位前任男性上司有过的那些可能的反应联了起来。她突然大发脾气:"他需要做一次手术而且你知道是哪里!那个狗娘养的!"

通过检查她对治疗的阻抗,我们已经逐渐将她的广场恐惧症、抑郁症和转换症状跟她关于自己前任上司、前任丈夫以及最后自己的父亲的那些冲突联系了在一起——全部这些都导致了她躲避工作场所,这些地方会让她再次体验到内疚、狂怒和诱惑。

边缘型人格结构中的防御

当那些来咨询我们的病人显露出在温暖—伦理学范畴(见第四章)的问题的迹象,以及自我弱点(在冲动控制、情感容忍度、包容初级过程方面)时,有一个经验法则可能会有帮助。那就是,首先诠释疏远的防御机制,而把任何关于涉及包含着愿望对内疚感的冲突的防御的干预推迟到稍后。

一名 37 岁的已婚男性由于自己的拈花惹草而感到受委屈。他抱怨说自己无法停止,因为他的情妇跟他进行一些特有的、刺激的活动;而他的妻子却拒绝配合他的那些幻想,并且要求他进行那些他并不喜欢的前戏。

你的第一个干预或许应该是指出他是如何通过拥有一名情妇来使自己跟妻子之间产生距离的。他通过跟情妇只进行幻想活动,也回避了跟自己情妇在情感上的亲密。换句话说,他对自己跟其他人在情感上的亲近程度的控制,应该在其他的冲突元素之前先被阐明(想要这种病症更加详尽的阐述,可参阅 Marcus, 1971)。

这种干预顺序的理由是分离/疏远活动避免了因不信任而引起的焦虑。如果围绕着不信任的冲突没有先被阐明,以便这个男人可以理解自己有回避情感资料的隐私揭露的倾向,那么当你开始跟他谈论在他的行为中象征性地涉及到的其他动力学时,他将开始对信任你感到焦虑并且很可能在你能够帮助他之前离开治疗。

在心理咨询和短程治疗中的防御

在短程治疗、长程治疗(像精神分析),以及甚至在某些咨询(Blackman, 1994)中,对防御进行工作是很重要的。认为对无意识防御的面质和诠释只是在长程心理治疗(每周一次持续达一年以上)或者精神分析(每周 3 到 5 次持续达一年以上)中有用是一种常见的误解。有的时候在咨询中一个动力学诠释也可以是很有用或甚至是相当有疗效的。

Jones 太太是一位 30 岁的已婚妇女,因诊断和治疗方面的问题而被 F 医生和 G 医生带到住院医生课堂(6 名住院医生)上来会诊。由于她抑郁症的难治性,所以他们在考虑对她做电休克治疗(ECT)。在过去的 4 个月里,她对抗抑郁药物治疗或者对"内观小组"都没有反应,其中 F 医生和 G 医生一直都在治疗她。

当我对 Jones 太太说我明白她很不高兴因为她目前的治疗都没有给她带来帮助,她笑了并且表示同意。(我做了一个共情的、澄清的评论——一种以建立联盟为目标的支持性技术。)我接着请求她告诉我关于她的问题(晤谈指导——动力学技术)。

她进而告诉我说自己从还是一个小孩并且跟自己母亲有一些问题的时候开始就已经有抑郁了。在她讲了这些事情几分钟之后,我面质了(诠释性技术)她的现时退行的防御机制,通过对她指出说我明白曾经有许多事情可以引起她的不快,但是我觉得她在绕开话题避免谈论过去的4个月里曾经发生了什么。

她对这个面质感到有点惊讶并且说自己没有办法想起最近曾发生过任何特别的事情;"没有触发因素"存在。她接着又回到了自己的见解上,认为自己的那些问题是开始于她4岁那年,当时她的父母已经离婚了。(我觉得她依然在使用现时退行,只不过现在是受到理智化、回避,以及一些敌意——逆反性移情的怂恿。但是我没有足够的资料。为此我使用了一种不一样的技术——探索——以便获得更多信息。)

我问她自己是否在工作。她说没有;她已经在4个月前停止了工作(!)。她那时曾经做过接待员,尽管她拥有斯坦福大学的数学学士学位。当我澄清(诠释性技术)说那听起来就好像她还没有真正找到自己(自我形象的扰乱导致了身份认同弥散),她马上赞同说那是她问题的主要部分。她不知道自己想要做什么,还有就是她可能会喜欢哪一种类型的工作。在我问她什么是她觉得自己可能喜欢(更多探索)的时候,她回答说打从自己还是一个小女孩开始就一直想要成为一名理发师;接着她就开始笑着并说道自己的母亲被此事吓坏了。当她告诉自己阿姨说自己想要成为一名空服员的时候,她阿姨变得很生气并且告诉她她应该成为一名物理学家! Jones太太自动说道:"唯一一件我始终想要做的事情就是结婚和拥有一个家庭……"我们都一致认为这是一个关于她身份认同的未解决的问题。

接着我将她的注意力带回到我们是如何从探讨4个月前她来治疗以前发生了什么事情的这个主题上离题的。(我面质了她的回避、理智化、现时退行等防御机制。)尤其是,我注意到了她一直没有说起自己的婚姻。她于是承认说自己对自己的一些婚姻问题感到有点尴尬(被防御了的情感)。

她解释说自己是在读大学的时候认识了自己丈夫的,他当时在法律学院里学习。当她颇为平淡地说到自己一直未能怀上孩子的时候,我指出说她似乎谈论到这件事时有点儿就事论事,并且说我怀疑她对这个挫折有着比她担心自己会体验到的更加强烈的感受(对情感隔离的动力学诠释)。她承认自己对怀孕的问题存在着沮丧感,但另一方面又用理智化和合理化来声明说,不管怎么说她不是很有把握自己确实"那么地"想要孩子。

接着她透露说其实自己曾经怀孕过,但是一直没有被发现直到大约 4 个月以前。在因为胃肠型疼痛而多次就医以后,她终于见了一位资深的产科医生,而对方正确地诊断她得了在输卵管的异位妊娠。我探询着问她做了什么来治疗这个宫外孕,但是她却把话题转离这个问题,取而代之地悲叹自己那么难才终于找对了医生。她变得满脑子想的是这个诊断过程的变幻无常,又一次显得像一名已经"成功地应付了"那种逆境的善于思维的人。

我为此诠释说很大程度上她对诊断过程的那些细节的专注,似乎是保护她不让她体验到失去那个孩子的悲痛。她坦言一直没有让自己对那个丧失想得太多。(相反,看起来她已经合理化地觉得自己对生孩子是感到矛盾的:她一辈子都在希望拥有一个家庭但是现在却不肯定了。她似乎把指责投射到了其他那些漏诊病情的医生身上。)

Jones 太太随后主动说到自己曾经"有意无意地"在先前一段关系中怀孕过,在认识自己的丈夫以前。(新信息的出现,以及情绪的释放,是一个正确诠释的两个标志。)她马上就做了一次流产手术,而在那个时候这使她感到"宽心"。她没有将自己目前的抑郁感受跟那段混乱的经历中的任何事情联系在一起。(对我来说似乎她在使用分隔作为防御来控制自己对这些情况的激烈冲突。)她表明说自己"从来没有告诉过"任何人关于先前那次流产——她的意思是没有对以前的治疗师说。

她突然插话说,作为修正,她最近曾经对自己丈夫坦承过先前那次流产,她丈夫没有感到生气也没有准备要"遗弃"她,尽管她曾经害怕他会那样做。

与此相关,她解释说怀孕在她的家庭里曾经是一个"问题"。她母亲曾经告诉她说,在她母亲自己还没有准备要怀上 Jones 太太的时候却已经怀上了。

作为对 Jones 太太精神状态评估的完善,她是一位表达能力强且着装得体的女人,她没有显露出可以暗示着精神病的任何自主自我功能方面的紊乱(参阅第四章)。她也没有自恋性或边缘型病人典型的那些疏远的防御机制方面的迹象,那些病人有着情感亲密方面的问题。相反,她过度地友好(反向形成)、压制悲伤,以及似乎遭受着一些到目前为止尚未弄清楚的,牵涉到因性欲和攻击性愿望而产生的内疚感的冲突。

由于她在这次会诊晤谈中,对自己的悲伤的回避和情感隔离、现时退行以及理智化等防御机制有令人满意的回应,我问她是否会对集中地跟F医生继续做个人治疗感兴趣,而不是做电休克治疗和参加内观小组。她欣然同意并对此抱有希望,在这么多个月里她是第一次这么说。

在Jones太太离开房间以后,住院医生们对她如此复杂的人生都表达了震惊。他们从来都不知道关于先前那次流产或者输卵管妊娠的事情。他们也没有意识到Jones太太所具有的关于工作对家庭主妇角色方面的那些冲突。

另外一个案例就更加戏剧性,在那个案例中经过初始评估晤谈以后就迎来了当时症状的缓解。

我被一位产科医生请去会诊F女士,一位26岁的正处于她第三次妊娠期的已婚妇女,她在一间产科病房里留医。她有妊娠剧吐(跟怀孕有关的严重呕吐),而她的症状对止吐药反应并不理想。

在会诊中,我得以发现F女士并不真的想要有这次怀孕,而且甚至在她第一次妊娠期的时候就曾经考虑过要做人流。然而,她的丈夫却逼她把孩子留下来,尽管这已是她的第四次而且他们有严峻的财政问题。那些有关她对于怀孕的矛盾心理(Freud,1893;Blum,1979)和有着一个缺乏支持的丈夫(Kaplan & Blackman,1969)的发现,暗示了我说她是在防御着愤怒。

她说道:"你需要理解我的丈夫。他来自一个大家庭而且总是想要至少4个孩子。"在接下去的半小时里面,我跟她讨论说她对这次怀孕似乎有大量的冲突而且一部分她所在做的事情是在对她丈夫颇为操控的态度制造许多借口(合理化)。或许,她还变得有一点儿太体贴丈夫的感受了(反向形成)。我认为她在试着努力地回避对他的不满(侵犯化的批判的自我功能的抑制),因为那会使得她对自己令丈夫失望和自己有着堕胎的(敌意—毁灭性)愿望感到很差劲(内疚)。

她回应以剧烈的哭泣,而这持续了好一会。当她平静下来时,她几乎是厉声地说道:"我本可以杀了他。他只是想着他自己。他从来没有帮助照顾其他孩子!我肯定发疯了才会去贯彻这些事!但是我确实爱这个宝宝而且不想要伤害它!"

我于是诠释说我觉得她对宝宝的爱是这个使她感到内疚的冲突的一部分。我认为有可能她的有些呕吐象征了(a)因为她朝向宝宝和自己丈夫的敌意而在惩罚她自己,和(b)她期望着把宝宝从体内排出。她认为这个说法很有趣,然后跟我进一步讨论了她对自己婚姻和这次怀孕所怀有的不可忽视的矛盾心理。

  在我于次日回去看她的时候,她报告说自己在之前 24 小时里已经停止呕吐了,尽管她的止吐药在前一天已经被停用了。她自己认为讨论一些事情给了她帮助。她往后在住院期间没有再呕吐过,而且几天之后就出院了,出院时配了必要时才服用的止吐药。

第六章 鉴别诊断和治疗的选择

阐明那些引起混乱的防御机制的过程,如第五章中所述那样,对受疾病煎熬的人是可以格外有疗效的,但是只有在下述条件下:

1. 他们不能是精神病性的。
2. 他们不能是有重罪的犯人(强奸犯、杀人犯、武装劫匪、大盗、十恶不赦的虐童者)。
3. 他们必须具有下述能力:

a. 自主自我功能

- 相对完整无损的整合功能(可以组织思维,维持条理清楚连贯)。
- 相对有作用的抽象能力(可以体会言外之意,理解象征手法)。
- 相对完整无损的现实检验(可以明白幻想是有别于现实的)。
- 有一些自我观察能力。

b. 超我

- 有一些内疚感或羞耻感。

c. 自我力量

- 有一定的能力去将怪诞的想法保持在意识之外(包容初级过程)。
- 有一定的能力去避开致兴奋的物质,和总的来说有一定的冲动控制能力。

d. 客体关系

- 有不错的能力去发展对另外一个人的信任和共情。

换言之,为了诊断目的而评估了多种心理运作之后,测定一个人对心理动力学方法的可治疗性也是很重要的。那些有精神病性和近似精神病性状态的人、有大脑的器质性疾病的人,或者要不然就是显露出自我功能和客体关系的严重损害的人,一般来说无法以动力学方法来治疗。

那些无意识的动力(驱力、情感、超我和防御之间的关系)是如此地令人着迷以至于许多治疗师(和绝大部分关于心理治疗的书)都把注意力聚焦在做出动力学干预上面,而没有首先去评估自我功能和客体关系能力。结果是一些有着细微的自我功能不足的人,经过了旨在防御和情感的分析性治疗处理以后,并没有变得好转。在另一方面,那些具备完整无损的自我功能而非常适合以领悟导向心理疗法来治疗的病人,却可能最终只给予了药物和/或支持性干预(参阅第七章),而同样地没能如他们本可以更顺利的那样去进展。

在全部自主自我功能当中,作为评估对任何形式的领悟导向心理疗法的可治性的最关键的自我功能是:

1. 抽象能力。
2. 观察自我。
3. 足够的现实检验。
4. 整合能力。
5. 专注力。
6. 畅通无阻的感觉器官(机敏性)。①

作为人们接受领悟导向心理治疗的条件,他们的整合功能必须是合理地运作的。如果整合能力是有缺陷的,那么治疗将会是相当无效的,即使治疗师指出了以前的无意识防御(如投射或认同)或者以前的无意识动机(如竞争性攻击或象征性性欲化)。为了体验到在他们目前的人际关系和症状方面的改善,人们必须能够把对他们自己的新的认识组合在一起(整合)。在精神分裂症或严重边缘性案例中,整合功能是有缺陷的,所以关于以前的无意识内容和机制的发现通常无法被整合起来,也因此通常没有治疗效果。实际上,防御的诠释可能会是压垮性的,并扰乱了有精神分裂症或精神病性双相疾病的人的自我功能(Loeb & Loeb, 1987)。

对领悟导向的心理治疗来说,抽象能力的存在也是必须的。这跟智力是不一样的。其实,有些理解力强的人可能并不具备很多的抽象能力。要使用一种心理动力学治疗方法,人们必须能够理解一些抽象概念并受到它们的影响。举个例子,一个人必

---

① AORTICS[抽象(Abstraction)、观察自我(Observing ego)、现实检验(Reality Testing)、整合(Integration)、专注(Concentration)、感官系统清晰(Sensorium clear)]的记忆法也许能抓住自我功能的要点,这些要点对于成功的以动力学技术来进行的治疗来说是必要的。

须能够理解说对上司的愤怒可能会不知不觉地置换到了配偶身上。

不管某个人的诊断是什么,抽象能力都可以是或多或少有缺陷的。在一些情况下,当人们有轻微缺陷的抽象能力时,诠释性工作的数量就需要被减少,但是没有必要完全被消除。不过,对这样的人,治疗师对无意识或有意识防御跟情感之间的连接必须是简洁的,否则整合的改变将不会发生。相反地,对那些具有优秀的抽象能力的人,治疗师所作的过度解释或过度诠释可以被他们感知为一种侮辱;跟这样的人在一起,简单地指出一个防御就常常足以引起领悟。

如果人们没有能力去观察他们自己的心理内容和过程(观察自我),那么心理动力性治疗是相对禁忌的。除非治疗师可以帮助他们发展这种功能,否则心理动力性治疗是注定会失败的。

举个例子来说,对于那些患有桥梁恐惧症的人,在第一次面谈的时候一个针对防御所做的预试性面质可以是某些类似于这样的说法:"你是否曾经考虑过这种可能性,即你对桥梁的回避有着象征性的意义?"那些马上表示赞同,认识到这可能是象征性的,但又无法弄清楚这个象征意味着什么的人,已经在迈向领悟导向心理治疗成功的道路上跨了一大步。然而,那些立刻就确定地说他们无法"赞同"这种想法,并且具体地理智化恐惧症的起因的人,通常对领悟治疗的预后比较不理想。他们可能需要精神药物的治疗,假如这种具体化无法通过将它面质为一种防御而得以改善的话(参阅第三章,第48号和52号防御)。

你可以在一次初始访谈中通过询问,举例说"当你还是一个青少年的时候,你母亲是一个什么样的人,而且那时候的她跟现在的她比怎么样呢?"来检验整合功能、抽象功能和观察自我的运作。你接着就观察人们使用整合功能和观察自我的能力——以一种抽象的方式去谈论他们父母的个性并且把这些特性跟目前的个性对比。(许多人可以更加容易地描述别人想法的特征,与他们自己的相比的话。)

那些表示说他们从来没有想过自己的父母是什么样的,或者说他们对于涉及他们父母的事情的提问没有办法概念化的人,以领悟导向心理疗法治疗的预后是有保留的。预后可能会比较好,如果答话中包含一些类似这样的内容:"真有趣你会问到这些事情,当我13岁的时候,我的母亲是非常开明的。她允许我随自己高兴地来去自如;她似乎对于我发展中的性兴趣也保持一种宽松的态度。但是当我长大到18岁或19岁时,她似乎由于某个原因而过度地担心,而我认为这大概是由于她和我父亲之间有着一些问题的缘故。我不知道,但是自从我有了小孩之后,她就好像因为某个莫名其妙的原因而变得孤僻和爱批评,所以就我来说这些日子都很难跟她相处。"这里的预后会比较好,由于观察自我、抽象功能和整合功能的积极参与。

经过多年的教学,我的印象是许多心理健康从业者和受训生都没有在他们将开始治疗的病人身上准确地评估这三种功能——整合功能、抽象功能和观察自我,尤其是如果那些人都很聪明或者在社交方面很熟练(不同的自我功能)的话。这些治疗师于是就可能把那些不符合条件的病人带进领悟导向的心理治疗。这对于那个在治疗中的病人来说是不幸的。另外,不可避免的治疗失败也可以对治疗师产生令人气馁的影响,他们可能会一概而论地觉得动力学治疗是无效的,以及怀疑他们自己去做这种治疗的能力。

现象学诊断也被用来测定对领悟导向治疗的可治性。一般而言,精神分裂症对领悟导向治疗来说是一种禁忌症,因为大多数精神分裂症患者在整合和抽象能力方面都有些不足。然而,一些精神分裂症患者和其他精神病性患者会有相对完整无损的观察自我,可以认识到自己是在生病,并且能够在门诊支持性心理治疗中与他们的治疗师合作。

那些在定向功能和知觉方面有不足的人也无法以领悟导向的心理工作来治疗。通常,如果他们是短暂的酗酒,那么对那次晤谈来说将必须采用一些其他的手段。对于那些长期酗酒的人来说,在治疗师把注意力投注在他们的防御机制上面以前,他们需要先去住院接受戒酒治疗,但是面质他们对酒瘾严重性的否认可能要先于他们的戒酒治疗。

在自理能力方面的不足,其中被忽视的个人卫生和一般的身体养护,都提示了一个潜隐的精神分裂症性疾病。那些通过不照顾好他们自己来象征性地反抗从众的青少年或成年案例,将是这一条惯例的例外。在试图以领悟导向心理疗法来治疗这样的病人以前应该非常谨慎,而且需要仔细地将那些具有整合和抽象能力的人跟那些没有这些能力的人区分开来。在人们的牙齿腐蚀、皮肤干燥粗糙和不洁或者衣着不清洗的情况下,这些不足都倾向于使分析性的治疗成为禁忌。

评估中一个特别困难的领域是跟自保功能有关的。第八章是全部用来讲述关于自杀评估的问题的。简单地说,那些有反复的、相对严重的自杀企图的经历的人,或者那些他们的行为反映出对他们自己的健康幸福缺乏关心的人,在大多数情况下是被归为某一种精神病性范畴(由于在几个基本的自我功能方面的严重缺陷)的,但是可能会被低估为"确实很糟糕的边缘性"[①]。有时候,如果想自杀的那些人有足够的整合功

[①] 一些引人注目的对于这个古怪的委婉用语的变型包括了"燃烧的边缘型"和"尖叫的边缘型"。

能、抽象能力和观察自我，对将愤怒转向自身（和其他的防御）的诠释可能在制止进一步的自杀活动方面是有用的。然而，没有足够的抽象和整合能力，对动力学的诠释将是无效的，自杀的风险将是长期和严重的，而且对任何类型的治疗预后都是有保留的。当人们在自保功能方面有缺陷时，住院治疗和其他支持性手段，包括精神药物治疗都是很必要的（参见第七章）。

判断力方面的不足是很常见的，但是凭它们自身的力量还不足以妨碍领悟导向心理疗法。许多神经症性和不成熟的人都有判断方面的困难，就像许多可治的边缘型案例一样。然而，对周围状况的严重判断失误和现实检验方面的严重不足，都是领悟导向治疗的相对禁忌。

适应方面的问题不是必然地对领悟导向心理治疗构成禁忌的，因为许多神经症性（恐惧性、强迫性、惊恐性）和不成熟的人都拥有足够的自我功能，能在最后理解到他们在适应方面的困难（常常由于防御性的判断的*抑制*——参阅 48 号防御）。

至于智力，那些与理解难题和提出疑问有关的方面，对可治性议题来说是非常重要的。已发展良好的智力在治疗工作中会是一种有价值的品质。在另一方面，我们知道面对整合和抽象功能方面的严重不足，高学术能力还是可以存在的。偏执型精神分裂症常常被称为智者的精神病。

说话能力和语言通常对成功的领悟导向心理治疗来说是必要的，虽然一些在说话能力方面有器质性缺陷的人也可以用领悟来治疗。

ST 女士是一位 65 岁的抑郁的女人，她刚刚遭遇了左脑中动脉闭塞，那给她遗留下了一种表达性，而非接受性的失语症；就是说，她可以理解语言但是不能准确地讲话。① 我在治疗她的时候所用的改良办法是我时不时地猜测一些字眼然后让她从中挑选，就像一个多选题测验。这样做可以有效地应付由于她的中风而导致的举名性失语（无法说出概念、人物和东西的名称）。ST 女士能够在我说起一些单词的时候选择正确的字眼，尽管如果只是用她自己的大脑，她是无法产生这些单词的。

她能够达成理解说自己在中风以后的抑郁症很大程度上是基于将指责转向

---

① 她遭遇到了话语的替换——不当的话语会从她的嘴里出来。这种轻度举名困难的发生是由于中风对她大脑左颞叶中的 Broca 运动言语区的损伤而引起的。

自身的防御机制的,因为她不再能够实现自己的(自我)理想了。这个理想是基于一个与她母亲的价值观的认同。

ST女士的母亲曾经是一名老师,在ST女士还是一个小孩的时候她母亲就送她去上演讲课程。ST女士因此学会了重视演说能力,并且作为一名老师和行政人员,她也曾经为自己的词汇量和口才感到自豪。她在中风以后的抑郁症不仅起因于她由于自己失去了演说能力而产生的悲伤,而且还起因于她没有实现自己关于口才的终身理想而感到的内疚和羞愧,这个理想是基于与她母亲的认同。

这些动力学的阐述和理解大大地减轻了ST女士的抑郁症。她能显著地修正对自己的期望,基于自己的现实情况,而不再是基于她母亲的那些她曾经防御性地认同过的价值观。

第七章 支持性治疗技术

不管治疗手段是什么,发现防御都是极其重要的。然而,一旦你发现了防御,你应该做什么事情却可以是多种多样的。如果这些人还呈现出在抽象功能、整合功能或者基本信任方面的严重缺陷,那么通常在治疗他们时最好是使用支持性技术(Stewart & Levine, 1967; Blackman, 1994)。这一章讲的是建立在一些分析性理论的基础上的支持性技术,有些涉及到了防御。

修复自我功能

当你已经确定了一个或者更多的自主自我功能是有缺陷的时候,你要设法至少补给病人这些功能的某些方面以便并入。以下所述是一些在你尝试治疗那些有自我功能不足的人时,可以使用的技术的一般经验法则。

整合功能
损伤会导致思维离题、病理性赘述、思维中断、概念化不能以及其他紊乱如重复言语、联想松弛和思维奔逸等。
- 处方抗精神病药物治疗(在边缘性案例中要减少剂量)。
- 通过打断病人来停止他们紊乱的言语表达。
- 把晤谈安排为聚焦在某些问题上。

抽象功能
损伤会导致思维具体化。

- 讲解关于治疗中的病人所没有看到的人际关系、事件和其他东西方面的一些含义:体会言外之意。
- 就人们行为的含义和法律、传统和风俗习惯的原因进行争辩和说服。

现实检验
- 基于你对人们所报告的事件的理解,帮他们重新诠释现实。
- 处方抗精神病药物治疗或者转诊给医生以便开处方。
- 为其他人所做的事提出一些臆测。
- 给出与容易理解的世事的一些相似之处。
- 作废错误的结论。

说话能力
- 纠正人们对短语的误用。
- 就人们可以在不同的困境中使用的语言提供建议和模范。

自保
- 面质自我毁灭性倾向(例如指出厌食症是自我毁灭性的)(Wilson, Hogan, & Mintz, 1992)。
- 建议一些解决问题更好的办法。
- 使用理智化的对动力学的"诠释"。
- 送住院和/或处方抗抑郁药物治疗。

适应

记住,适应可以是异体可塑性的(操纵环境)或者自体可塑性的(融入到环境)。
- 就更加适应性的行为提供建议和进行规劝。
- 通过讨论行动计划来实践。
- 主动提出合理化来减少羞愧感。

判断与预测
- 根据情况提出你自己的判断。

游戏到工作

- 评估一个人对工作的能力。
- 基于一个人的现实能力提供建议并且为了超我改变提供模范（例如，我会……）。

案例

　　XK女士是一位40岁的高校女教师，她喜欢教拉丁文，但是她在自己个人生活中感到很抑郁。她很孤单而且没有朋友。她总是独自一人居住。

　　她欣赏在她教导的班级里面的一名15岁女学生，并且变得对她感到有性的诱惑。XK女士想知道自己是否应该找一个晚上邀请这名女生外出就餐，她合理化地觉得这名女生或许早已曾经出去跟别人约会过了。

　　我觉得XK女士的现实检验功能和她包容初级过程幻想的能力都是有受损的。她无法使用幻想来作为试验性行动去预测后果，而且她的抽象能力也有限。因此我劝告她说我不认为她应该做她正想着要去做的那件事。我讲解（关于现实的看法，我觉得我的比她的好）说教师约会学生对大多数高校来说都是违反校规的，即使是对同一个性别而言，更何况这名女生还是在法定年龄以下的，这点会使得XK女士的计划变得不合法。

　　我进一步劝说道，如果这名女生在任何时候举报了XK女士哪怕只是邀请过她外出，我预测XK女士将会失去自己这份她喜爱而且需要（判断、预测和自保）的工作。她不情愿地同意了不去追求这名吸引自己的女生（执行功能和冲动控制）。

在自我弱点方面的加强

　　找到自我力量（包括了情感—容忍、冲动控制和包容初级过程思维——参阅附录二）方面的局限并提供建议、说服、劝说，提供模范或者表达理解。对于这些技术的经验法则包括：

- 言语上表达真诚的共情反应。
- 为澄清提出一些选择。

- 教育传递有关世界、儿童等方面的信息。

案例

一名21岁的同性恋嗜酒大学生,在已经戒酒了好几个星期以后的一个晚上,在晚餐时间打电话到家里来找我,因为他学习有困难。他诉苦说自己"离家在外漫步"并且担心自己又会到公园去进行没有保护措施的性行为以缓解紧张(并因而冒有患艾滋病的风险)。

考虑到他在情感——容忍和冲动控制方面的弱点,我首先对他的觉得不知所措表达了理解。他感谢了我,但另一方面又问我是否有任何可以帮助到他的主意。我回答说建议他去大学图书馆找一个安静的地方学习,并且给他自己短暂的休息,为了分散注意力和情感支持他可以跟自己的朋友说说话。他对这个主意表示了感激,并跟着这么去做,而避免了去公园。

在那些显现出自我力量受损或者自我功能受损的情况下,另外一个直接牵涉到防御操作的技术是推荐新的防御方式。

推荐新的防御方式

作为代表性,我们考虑推荐以下几种:
- 压制。
- 情感隔离。
- 理智化。
- 合理化。
- 幽默。
- 最小化(不是否认)。
- 与治疗师认同。
- 普遍化。
- 以言语表达来驱逐投射性攻击。
- 回避。

- 置换到社会或政治议题中。

案例

  一名抑郁的、有轻度自杀倾向的、患有精神分裂症从来没有交过朋友的47岁英语教授,在他一生中已经在美国南部深处的几个小镇上的大学里工作过。他总是"看不起乡下人",因为他们"没有文化"而且他们"不文明",虽然他自己也是在南部深处的农田上长大的。

  在一年的每周一次的支持性心理治疗中,我提供了他合理化、理智化、对他父母的不认同和以我为榜样,以及其他一些防御。

  在治疗的时候,我提议说或许他最终应该搬到一个比较大的城市(建议)。我对他说我认为他在受过教育和有修养的人周围会比较舒服(合理化和连接),而且我觉得他需要少一点像他的父母(怂恿去不认同)。我补充说我自己一直很享受住在比较大的城市里(为他提供模范以便他去认同),因为歌剧、交响乐和职业运动活动大体上都比较优秀(提议升华和纡尊降贵)。

  他认为这是个好主意,并申请了他所获得的在一个大城市的一所小规模的大学里执教的一个任务分派。他后来写信给我说他觉得自己在那里有了更多的"空间",而且他不必再忍受那些"乌合之众"(合理化和纡尊降贵)了。此外,他可以参加一些他喜欢的文化活动而不需要去担忧"有人想要一段关系"。

修复客体关系损伤

  在那些使用了多种疏远的防御的人身上,以下的一些技术是可以被采用的,虽然它们是一些最危险的技术而且最为频繁地产生事与愿违的后果。我或许应该给它们贴上一个标签,就像一些极限运动的告诫那样,声明说"不要在家里尝试这样做"。它们是一些只限于被有经验的治疗师,或者在督导管理下的治疗师使用的技术。

- 澄清那些疏远的防御机制。
- 讲解那些被防御的关于自体和客体分解的幻想。
- 激励一个人在情感上要对其他人或多或少地有所开放。
- 在晤谈的互动中要给予升华的、有限的温暖,并交替着沉默(疏远)。

- 谨慎地透露一些关于你自己的"公共领域"类型的信息——这些信息可以很容易地在你的社区里获得（比如你的看法、价值观、偏好、适应策略，或者业余爱好）。

透露个人信息是远比其他技术更为危险的客体关系技术，因为它可以很容易地被治疗中的病人理解为一种引诱。在任何自我暴露以前都要三思，然后还要注意仔细地观察他们的反应。不要透露个人关于性方面的元素或者你自己的一些困难。在任何时候任何情境下都不要在治疗中触碰病人。（在候诊室第一次会见病人和在最后一次晤谈的末尾的握手是合乎惯例的。）

对于可能透露任何个人的东西的治疗性理由是，这样做可以加强病人对客体连结的能力，并因此增加自我力量（Alpert，1959）。选择性自我揭露在儿童的治疗中常常被认为是比较安全的。然而，在青少年和成年人的治疗中的副作用是，个人亲密感的给予可以导致他们变得有自杀倾向——实际上是由于你对跟他们的亲密感的增强所致。那些边缘型一类的个体——其中自我暴露常常是受到推荐的（Renik，1999）——会由于跟治疗师之间愉快的互动而产生自体—客体融合焦虑；他们会因此倾向于通过对治疗师感到愤怒来防御焦虑。但是因为治疗师曾经对他们很"友好"，所以他们可能会感到内疚，并接着就将那种敌意转向他们自己（Harley & Sabot，1980，第178页），导致了自杀企图。

支持性技术还有一些其他的复杂情况。其中一个就是那些跟你在一起工作的人们可能会开始把你看成是无所不知的。另外一个则是你可能无法准确地理解人们的情况，并因此会基于你自己的经历和体会而错误地投射到他们身上。你的劝告和提供模范因此可能会是不准确的或甚至是破坏性的。

与此相比，当那些能够使用抽象功能和整合功能的（同时应该是在领悟导向治疗中的）人询问你会如何去应付一个情况时，你应该将他们的问题诠释为把你当成了父母来移情的一种表现，其中他们希望跟你认同。你接着还需要向他们说明，如果你给他们实现了这样的一个愿望，他们将是如何地不需要去正视那些对他们父母的不愉快的感受。

第八章 防御在自杀倾向评估中的意义

评估有自杀倾向的人是困难的、充满了陷阱的，而且对有自杀倾向的人（可能自杀）和对进行评估的治疗师（可能会被起诉，如果在评估之后这个人自杀了）双方来说都是有潜在危险的。

自杀学方面有着大量的文献，我将不会试图在这里逐一回顾（需要一份好的文献书目，可参阅 Cutter, 2002）。相反地，我愿意呈献一个关于在你评估了病人以后，是什么因素提高了他们确实去自杀的风险的许多常见的心理学知识的总结。然后，我们就可以准确地加入防御理论和技术的使用。

人口学高危标准

年龄：青少年或老年人。

人种：高加索人比非洲人背景的多（美国公共医疗卫生服务，1999）。

先前有过自杀企图：40%的自杀者在较早前都有过尝试（Jacobs, Brewer, & Klein-Benheim, 1999）。

自杀企图的家族史。

较早前的或伴随着的对杀人的念头或尝试。

性别：3∶1女性自杀企图者；3∶1男性自杀成功者。

武器或工具的可获得性。

药物和酒精的使用、滥用和戒断（Sederer & Rothschild, 1997）：220/10万，相当于一般人群自杀率（11/10万）的20倍（美国公共医疗卫生服务，1999）。

传达过自杀计划信息者：70%的自杀者（Jacobs 等，1999）。

囚犯:一般人群的3倍,相当于33/10万(Sederer & Rothschild, 1997)。

基于诊断的高危标准

精神分裂症(高危,总是):10%—15%或者是1万～1.5万/10万(Sederer & Rothschild, 1997)。

抑郁大发作,尤其是跟客体丧失有关(Blatt等,1984a,1984b)。

严重冲动性(冲动性人格)(Jacobs, 1999)。

边缘型人格:45%,在外加抑郁症和物质滥用时(Davis, Gunderson, & Myers, 1999)。

受虐型人格或症状。

没有能力确立安全性[1](有争议)。

绝望、无助(Rochlin, 1965; Beck & Steer, 1988; Cassem, 1988):对未来有不好的感受,丧失动力和期望。

Shneidman(1999)的高危标准

致命性——企图的致命。

不安——精神混乱的状态。

有害性——自我毁灭性的行为或行动模式。

致命性

对那些曾经试图自杀的人,你必须考虑到他们离自杀成功有多么接近。如果他们还没有尝试过自杀但是却在想象着这样做,那么他们的幻想内容的致命性也成为一个自杀的高危因素。例如,如果某人正想着要服食过量的阿普唑仑(佳乐定),那么这个风险就不是极大,因为用这个药物是很难杀死一个人的。相比之下,一个正打算从桥上往下跳或者开车撞向混凝土堤坝的人可能构成更大的危险。

不安

另外,一个人有多烦闷可能会跟危险问题有些关系。这通常是自我力量的状态的一种反映(情感—容忍度、冲动控制和幻想的包容度)。

有害性

最后,如果病人的性格特征是那种认为他们是他们自己最厉害的敌人的话(就是说,他们定期地从事一种对他们自己不利的行为),他们更加有可能确实去尝试某些东西。

"离奇"自杀的尝试是那些发生在合理化面前的企图,此时这个"事实"看起来就像是不属于自杀企图的事件。最常见的离奇自杀尝试就是一车交通事故(指只涉及一辆车子的交通事故——译者)。

Litman 和 Tabachnick(1967)的高危标准

有些自杀的类型是不典型的,而且不一定呈现出常规的标准。例如,存在着自杀—易发与相对的事故—易发。

自杀—易发
- "失败者、依赖的、被动的、不动的、收缩的"(第 252 页)。
- "无助的、绝望的、筋疲力尽的……困惑的"(也可参阅 Weiss & Hufford, 1999)。
- 失去共生的爱的客体引起了"幻想……围绕着逃离、撤离、惩罚、报复、再生和重聚"(第 253 页)。

事故—易发
- "胜利者、冲动的、迅速并果断的、独立的、爱冒险的"。
- "对权威公然反抗和蔑视的"。
- 讨厌"被围困起来或失去自治权"(第 253 页)。
- 有逆恐倾向为了证明无懈可击。

Durkheim 的高危标准

(1897,摘录在 Jones,1986)

利他主义——为保面子或其他人。

利己主义——从所爱的人那里撤离。

社会的失范——失去社会约束(严重的人生灾难);名誉受损/蒙羞。

利他的

利他的自杀在今天的西方文化中是相对罕见的。当然,在羞耻感无法被忍受时实行的切腹在日本已经流传多个世纪了。临床上,你可能会在人们身上遭遇到这样的一种自杀念头,即他们相信,因为财务方面的厄运,他们的死亡与活着相比由于人寿保险金的缘故,对他们所爱的人更有价值。

利己的

利己的自杀念头可能会发生,当跟一个所爱的人分离促成了一种信念,以为永久的丧失将接着带来永久的孤单的时候。

反常的

失范性特征会发生在那些譬如某人失去了一个小孩的情况下。那种灾难的程度可能会在脆弱的个体身上促使自杀念头的形成。灾难性名声受损也可以导致自杀企图的出现。这似乎曾经发生在海军上将 Michael Boorda[2](Holliman,1996)的事例中,显而易见的他是在自己受到《新闻周刊》(*Newsweek*)的报道——指出他曾经不正确地佩戴过一些战争勋章——公开的为难以后结束了他自己的生命。

Menninger(1933)的高危标准

自杀想法会牵涉到关于死去、杀死或被杀愿望方面的一些冲突。这三种因素都有象征性意义而且是由每个个体身上的种种冲突多方面决定的。内疚、杀死的愿望由于不可行而导致的不满,以及指向厌恶的客体的矛盾心理,都可以促成自杀的全情投入。这些跟弗洛伊德(1917)关于持续的、未消除的哀伤的观念有关联,他认为由于敌意被转向了一个内化的、关于已失去的但又矛盾地憎恨着的所爱的人的表象,而导致了这种哀伤。

Jacob 的高危标准（Davis 等,1999）

第一个组成部分

冲动性。

反社会特征（包括不诚实的行为）。

人际间的冷漠态度。

恶性的自恋。

自我残害倾向。

带有怪诞的自杀企图的精神病。

把注意力都聚焦在冲动性和绝望上面。

第二个组成部分

物质滥用。

第三个组成部分

视心理动力学解析而定的"自杀视角"。

第四个组成部分

边缘型人格：伴随着以下情况时，与增加的完成自杀的可能性有关：

1. 无法忍受的心因性痛苦。
2. 绝望/无助。
3. 矛盾情绪。
4. 思维缩紧。
5. "外显"：趋向于行动。

Akhtar（2001）的高危标准——"7 个 D"

思维瓦解（Disorganized thinking）。

紊乱的社交生活（Disorganized social life）。

不诚实(Dishonesty)(Dorpat & Boswell, 1964)。
疾病(躯体上的)(Disease)。
药物或酒精滥用(Drug or alcohol abuse)。
自我尊重受到损害(Damage to self-regard)。
对病人的厌恶(Dislike of the patient)。

思维瓦解

思维瓦解发生在精神病性和近似精神病性状态。因此,如果一个有自杀倾向的人的想法看起来是错乱的,那将会使他或她陷入至少是临界精神病的诊断分类中,而这点又会使得自杀企图更有可能出现。

紊乱的社交生活

社交生活的无序可能会牵涉到婚外情中的并发纠纷、同性恋和异性恋情侣之间的冲突,或者致命的肥皂剧的其他一些特征。这些麻烦事不应该被轻率地看待。

不诚实

当医院急诊室中的病人看起来好像没有对你说实话的时候,一个有用的经验法则就是将他们收住院。评定不诚实可能是困难的,但是凭某些直觉和抓住了他们的一些明显矛盾之处,可能会给你一点线索。

一名43岁的男人发生了一场一车交通事故并被送到了急诊室。他起初告诉收诊的内科医生说自己在方向盘上睡着了。他后来又告诉一名心理卫生科护士说,他在跟自己分居的妻子在手机上发生争辩的同时实际上曾经有过自杀冲动,但是他向护士保证说自己已不再有自杀倾向了。随后他被允许离开了急诊室,但接着在几个小时内他就把自己杀了。

疾病

躯体疾病,尤其是严重如癌症的那种,可以对一个人的自我价值感造成巨大的损害,以及引起漫无目标的愤怒。因此,疾病会使自杀更可能发生。

药物或酒精滥用

药物和酒精会使判断失去控制和干扰冲动控制。这种弱点可能是突然发生的,就像在急性中毒时;或者是慢慢地发展来的,就像在纵酒者身上那样。不仅这样,许多药物滥用者还有不诚实的表现。所以,如果你能够发现有任何药物滥用的病史,那么这时风险就更加高。如果被评估者也有不诚实的表现,风险就会连跳几级向上激增。

再者,大多数药物滥用者在自理能力(Gabbard,1994)和冲动控制(Treece & Khantzian,1986)方面都会有一些不足。

自我尊重受到损害

自我尊重的受损可以被泛化。一个人越是觉得自己无价值、可恶、无用、愚蠢和诸如此类,那么自杀越是有可能。对那些刚刚才尝试过自杀而又说"我真是愚蠢……"的人要格外小心,纵然那种表达是被用来作为向你保证往后不会有进一步风险的一个理由。对愚蠢的抱怨也许并不反映出重建的自我力量,却相反地,可能甚至是更加自我憎恶和自我贬低。

对病人的厌恶

Akhtar 的其中一个最有趣的观点是,当你这个治疗师在某种程度上开始不喜欢那个你正进行着评估的病人的时候,那个病人自杀的风险就会增加。你也许会注意到自己早已想要这个面谈结束。你可能也很难集中注意力,或者你可能会有意识地觉察到激怒——有时在跟同事谈论着案例的时候。对于厌恶有自杀倾向的人的主要原因大概是他们*投射性认同*的防御性使用,由此他们以微妙的方式在你身上产生他们的许多敌意和自我憎恶。由于他们可能会将他们自己的敌意转向自身,而你可能会认同他们对自己的指责(并变得对他们指责),两种情感会使得你厌恶的人有更高的自杀风险。

来自自我心理学和客体关系理论的高危标准

对复杂的生活状况的逻辑倒错性解释

一名 23 岁的女性海军士兵在她企图自杀以后,出于医疗考虑而被直升机从她的军舰上撤离。在评估时,她解释说自己觉得没有理由活下去,因为每个人都是自私的。

她曾经跟一个在岸上执勤的男人订婚。在她的军舰部署好了一段时间以后,她喝醉了并且跟一名男水手发生了性行为,而使她惊讶的是这次性行为让她怀孕了。她要求这名男水手跟她结婚,而对方拒绝了这么做。她接着打电话给自己的未婚夫,并告诉他说他们需要立刻结婚因为自己跟一名船上的男水手发生性行为后怀孕了。结果她的未婚夫跟她分手了。她于是割了自己的手腕。

当这个案例呈现在我面前时,因为她有自杀倾向的缘故我建议了漫长的住院治疗,这种倾向是由于她严重的逻辑倒错性思维造成的,而且这可能标示着潜在的或假性神经症性的精神分裂症(Hoch & Polatin, 1949)。

"试运行"或者与此相当者

那些在"反复练习"自杀的人都属于自杀高危人群。虽然他们还没有实施自杀,但是他们的整合功能却在恶化而且他们跟现实的联系(Frosch,1964)也在逐渐缩小。Aiken(1974)的短篇故事《静雪,秘雪》(*Silent Snow, Secret Snow*)艺术地描绘了这种恶化,就像 Sylvia Plath(2000)的《瓶中美人》(*The Bell Jar*)所做的一样。在临床实践中,具有这种程度的自我受损的人对他们自己和对其他人都是相当危险的。

有意识地拒绝透露关于自杀念头/计划的细节

让人恐惧的经验是当你认真地想要评估和帮助那些有自杀倾向的人的时候,他们却只是告诉你说他们所计划的实施自杀的方式或时间跟你没有关系。对于他们的拒绝,最常见的基础是一种对自体—客体融合焦虑的防御,但是并不是像"边缘型"里面的那样。在这里,这些自体—客体问题已经被跟现实的关系和现实检验的中断弄得很复杂。在我的经验中,那些使用这种诡计的人都倾向于是精神病性的,而且是极其严重的自杀风险[有关另一种截然不同的观点,可参阅 Akhtar(1992b)关于他偏执型人格障碍的治疗的讨论]。

突如其来的冲突的不可解决——尤其是人际关系的

当人们为一些在他们的个人生活中引起绝望感的可怕和纠缠不清的问题而前来寻求咨询时,他们是处于高度自杀风险的。这尤其见于那些存在极端痛苦和不可解决要素的案例。

RR女士,一名44岁有自杀倾向的人。她的丈夫在5年以前的一次毒打中打断了她的腿,因此她无法去工作。她只读完了9年级因为她母亲是一名妓女并已经死于梅毒。

在那个时候,她的其中一个女儿又由于重罪盗窃而被关在监狱里。RR女士一直都在照顾着这个女儿的3岁小孩并接受着扶养子女家庭补助计划(AFDC)[3]的救助金。但是因为她行走不便和服用着止痛药,有一天晚上她没有起床,这个小孩就从家里走了出去,并且被邻居接了回去,最后由于被指忽视儿童,这个小孩从她的监护中被带走了。

她的丈夫因为犯了二级谋杀罪(他在喝醉的时候用拳头打死了一个人)而被关在监狱里。RR女士通过接受社会保险金来治疗精神病(抑郁大发作),她超重了50磅,而且除了看电视以外没有其他嗜好。

在她人生中的这个时间点上,她的那些人际关系问题的不可调和性使得她具有高自杀风险。

始于女性19岁或男性23岁以前的婚姻的破裂

这只是一些有点笼统的年龄,可以加减一两岁;重点是那些还没有完成青春期的第二个体化阶段的人会有形成共生关系的倾向。一般而言,女人比男人早几年完成分离过程(虽然两者都有许多例外的情况)。

共生关系牵涉到这样一个概念,即这两个人是"一体"的,而且当其中一个人不存在的时候另外一个人将会或必定会死掉。因此,青少年的恋情通常有很强的自恋成分——这种爱情涉及到把爱人视为一个人的"一部分"。当自体影像的那个"另外"的部分由于关系的破裂而被切割掉的时候,巨大而强烈的怒火就会朝先前所爱的那个人释放,导致杀人的念头[科胡特(1971)所称之为"攻击性破裂产物"的]。但是因为跟爱的感受之间的冲突,这个怒火可能会被转向自身。间隔地,由于分手而引起的自尊的丧失可能会激起剧烈的无价值感和"虚无感"的幻想,这也是一种高危状况。

甚至于在那些有第二个体化阶段时结婚的经历的年纪比较大的人身上,婚姻的破裂也可以引起上述的这些动力学过程。

首先去表达对关系中的共生性质和因此产生的自体影像及自我价值感的丧失的理解是很有用的。你将会看到这个人是否同意并开始联想到身份认同和自体影像的整个问题。或者,这个晤谈的注意力可能会转向因释放怒火而引起的内疚感的动力学过程。然而,因为在那些曾经有持续的共生形式的关系的人身上,自我力量是有限的,所以这些概念的整合在大多数情况下是不足以产生治疗性的。因此,自杀风险是很高的,需要采用一些措施来保护这个人。

来自防御理论的高危标准

当某个人刚尝试过自杀,或者已经打算要这么做的时候,对评估者来说想设法对这个人的忧伤和沮丧表示同情其实是一件很自然的事情。然而,关键的是你必须记住大多数时候这个有自杀倾向的人也可能是很危险的,而且有可能甚至会杀人。翻开报纸看,你会发现有许多文章是关于某个人想要设法去制止一次自杀行为,最终却被这个想自杀的人所杀害。

在下文中,我建议说除了按照上述的判断标准来进行整理归纳之外,你还可以从他们对防御的诠释的反应来估计一个人的自杀倾向。请记住(a)你也许不必这么做,如果你通过权威的判断标准审视以后已经取得了足够的关于他们对自己的危害的资料;(b)你说话的语气应该是表示理解的,以及(c)对防御的诠释达到了挑战自杀者的信念——是一种"挑衅的"方式,非常像一个外科医生在使用外科手术刀——以至于尽管一时之间可能会使他们感到吃惊,但这种对病人的想法的突袭却是可以救命的。要想断定一个人是高自杀风险的,我们需要找到对开始的防御诠释的那些消极或差劲的回应。

在跟有自杀倾向的人进行紧急咨询时,我们在面质中最感兴趣的那些冲突和防御可列举如下:
- 将愤怒转向自身。
- 自我惩罚作为对内疚的防御。
- 因丧失而引起的哀伤的最小化。
- 反向形成和合理化屏蔽因愤怒而引起的内疚。
- 社会化对比因狂怒的自杀想法而引起的羞愧感。
- 对他人的受虐性挑衅以缓解内疚。

- 从客体处撤离作为对羞愧感/哀伤的防御。
- 分裂以避免在承认药物滥用或自杀幻想方面的羞愧感和不信任。
- 含糊、保留、搪塞。
- 与攻击者和/或受害者认同。
- 对痛苦现实的否认。

将愤怒转向自身

在你已经发现了人们是在对谁感到愤怒，并向他们讲解说这种愤怒正被指向了他们自己以缓解内疚或紧张之后，如果他们没有"搞懂"并且说："那又怎么样！"或者表现出没有整合性的回应，那么他们很可能是缺乏足够的整合和抽象能力来利用这种诠释。这意味着内省还没有准备就绪，而这样的自杀风险是巨大的。毫无疑问，住院治疗将是需要的，为了支持性（参阅第七章）、家庭取向的，和精神药理学的治疗。

自我惩罚作为对内疚的防御

以下所述是关于通过使自己受到惩罚来缓解内疚的机制。

一名18岁的海员在因为擅离职守（AWOL）[4]（在海军中则简称U/A）而受到行政处罚以后感到很丢脸。他觉得自己已经让父母失望了，于是他故意开车撞向了大树（他活下来了）。接诊的住院医生试图向他诠释说通过开车把自己撞向大树，他判了自己有罪然后给自己定了死刑来消除自己的内疚。这个病人表示了赞同但是坚持认为因为那个理由他是该死的。

在住院治疗期间，他那不理性的内疚感通过跟他父母的一次家庭会面而得到了改善（即引入了事实又重建了重要的客体关系的支持性技术）。这在某种程度上是有效的，而诠释却未能有这样的效果。

因丧失而引起的哀伤的最小化

当人们遭遇严重的，他们所爱的人的或者有时候是一种能力的丧失的时候，他们却没有为此感到哀恸的话，那么这是危险的。这不仅仅是那个不久前的丧失的经历具有诊断意义，还有那个哀伤的最小化（或者完全的压制）。哀伤是抑郁性情感的一种形式，而如果它足够强烈的话，可以摧毁情感容忍的自我力量然后侵蚀自保功能。这种情况将尤其危险,如果在面质了这种最小化以后,依然鲜见情感的释放,以至在丧失的周围没有足够的再整合和适应(Tarachow,1963)。

反向形成和合理化屏蔽因愤怒而引起的内疚

当一个女人在自己丈夫打了自己之后变得有自杀倾向的时候,要当心这些防御。当她说自己"仍然爱"他的时候,她显得"太友好"了。这恰恰是反过来的。她实际上想要杀死他但是又感觉太内疚;因此这种反向形成的防御将她的信念翻转了过来。如果在你向她指出她的反向形成以后,她还是坚持那些想法,那么你也可以试着将她的合理化("他有一个不舒服的童年;他无法克制自己",举例)面质为缓解因自己杀人的愿望而引起的内疚感。

注意:在尝试支持性技术以前最好先阐述她的防御。如果你试图告诉她说她应该生气,或者诸如此类的话,那么她将更有可能建立起反向形成和合理化的防御。然而,如果像这样的一些诠释未能帮助她识别出盛怒和内疚,以及她丈夫的实际危险性,住院治疗还有参与这个女人的生活的一些支持性手段——譬如,帮助她在自己丈夫身上找到一个"和平条约"[5]——都是明智的措施。

社会化对比因狂怒的自杀想法而引起的羞愧感

在自杀未遂或者比方说向配偶供认自杀念头以后,一个男人在急诊室里通过说道:"你赶上了今天下午老虎伍兹[6]参加的公开赛了吗?"来开始他的评估谈话。这时,你看到了作为一种防御的社会化。间隔地,他可能会说:"我很抱歉他们把你从你的高尔夫球比赛中带到我这里来,医生。我自己今天也想要到比赛现场去。"社会化的机制作为防御经常是被设计来消除羞愧感的。这种羞愧感可以在想起自己心理上有病(有着自杀想法)或者在有"失控感"的时候出现。

试着将社会化诠释为一种防御(例如,"我猜如果我们开始谈论公开赛的话,我们将不必去想你有任何的心理问题,虽然我知道你刚刚才尝试过要杀害你自己。对你来说这必定是很令人尴尬的")。

如果他很不愿配合地回应你(例如,类似:"嘿,医生,你是那种即使事实不存在也凡事都要找到理由和解释的人吗?我只是在闲聊。我真的是没有什么很大的毛病,只是做了一件蠢事吃了那瓶阿司匹林。你不必担忧那件事会再次发生。"),应认真考虑让他住院治疗。

对他人的受虐性挑衅以缓解内疚

　　CC先生是一名27岁的单身男人,因为有伤害自己的想法而出现在急诊室寻求帮助。精神科住院医生发现CC先生在跟一位女性约会,而对方则刚刚告诉他说她还跟其他人上床。这种情况已经发生了好几次。这名住院医生觉得CC先生是一个不怕挨罚的人,并因此告诉他说他看起来想让自己一而再地受到惩罚。CC先生表示了赞同,并接着承认说他以前有段时间曾经对自己的女友不忠,并将事情告诉了她,而且还暗示她也可以对自己不忠以便大家扯平。

　　当这名住院医生向CC先生指出说他的自杀念头似乎是被设计来消除他自己的内疚感的,而且他也好像激发了他的女友来伤害他以消除其内疚感的时候,CC先生联想到了自己曾经是如何地总是对性活动感到内疚。他特别感到内疚的是他在青春期的时候曾经跟自己同是青少年的姐姐从事过一些性游戏。

　　这次的评估晤谈似乎减轻了CC先生那严重的自杀执念。他跟这名住院医生请求了在次日上午的一次复诊,并得到了安排。CC先生作为门诊病人接受了一次富有成效的短程和强化的心理治疗回合。如果他在急诊室中未能显示出整合和理解能力,并伴随有自杀念头的减少,这名住院医生也许已经把他收治住院了(也可参阅第五章,"诠释的次序",第二个例子)。

从客体处撤离作为对羞愧感/哀伤的防御

　　如果人们对于他们跟其他人的联系已经完全失去了兴趣,那么他们是有严重的风险的。你可以向他们诠释说避开其他人似乎能减轻一些痛苦,或者说这样做可以消除他们的内疚感,这些内疚感是因为他们心里怀有对他们所回避的那些人的任何的批判而产生的。

　　如果这个干预证明是富有成效的,那么人们可能会有类似这样的回答:"你知道吗,我从来没有那样的想法。我母亲总是教育我不要去批评别人,但是我估计我已经做得过火了……(哭泣)"然而,如果这个诠释没有产生任何效果,那么这个自杀冲动就更危险。

分裂以避免在承认药物滥用或自杀幻想方面的羞愧感和不信任

　　Wurmser(1987)指出说:"……许多药物滥用者使用分裂的防御来否认一个与非药物使用取向轮流出现的药物滥用的自我表象……"因此,很多滥用药物的人可能不会向你呈现这种防御。他们同样也可能不会汇报自己的自杀念头。

如果你捕捉到最轻微的一些反社会活动的嫌疑之处，例如拨打900色情电话、光顾一些"地牢"或其他SM店[7]，或者在晤谈的时候涂绘一个"太好"的图形，那么通过讨论一些听起来太好的事情究竟是有多么真实，或者谈论说比较令人苦恼的材料并没有被带进晤谈，来面质分裂的机制是明智的。如果一个忧伤的人"好转"得过于迅速，没有诉说任何听起来心理失常的材料，或者以不谈论任何自杀想法来回应你对那些无意中忽略的自杀想法的面质，那么自杀风险就增加了。

含糊、保留、搪塞

Akhtar其中一个评估自杀的严重性的标准（上述）是不诚实。由于搪塞是一种防御，你可以尝试去面质它，不论是温和的还是不那么的温和，由你决定。

例如，对一个起初说自己在开车时睡着了，接着后来又承认说自己对妻子感到愤怒的男人，一个人可以这样说："我看得出你在第一次交代情况的时候并不直爽。怎么啦？"或者甚至是："我看得出你并不想承认你当初实际上是有一些情绪反应的。是不是有什么其他东西，因为你感到担忧或尴尬，所以还没有完全被你坦诚相告的呢？"

（实际上，在那个案例中，该男人还曾经对自己大量吸食大麻和酒精滥用撒了谎，这些情况后来在几个家庭成员的作证下被发现。那些信息可能会导致他被扣留在医院里作信托评估[8]。）面质搪塞并不担保你就会获得有用的资料，但是比起你不去面质它会更有希望。

如果一个有自杀倾向的人有意识地对信息有所保留，你很快就会开始感觉到自己在做评估的时候像一个审讯者，因为这个被评估的人没有给到你很多的资料。你可能会察觉到自己很泄气和对"挖掘"这个人感到有压力。作为对挖掘的一个替代，你可以尝试面质这种保留（压制）的防御。如果这样做没有效果，那么这个人的隐匿必须被视为一个严重的危险因素。

或许最为常见的是，被评估的人变得说话含糊。你问起对于已经发生的自杀未遂他们有什么想法，他们会回答说他们不记得了而且只是以为那就是他们生命的尽头。你问起他们在做什么，他们就说"几乎没做什么"。你问起他们是否常常喝酒，他们就回答："不是太多。有时。"在某个时候，你可以尝试一次面质，像："我注意到你只是给我一些有点儿笼统的答案，而没有太多细节。"如果这个人继续含糊地作答，像："噢！我就是不知道……"那么光靠面质是不够的了，因为除了高危因素以外，你还碰上了整合性弱点。

与攻击者和/或受害者认同

有个人的妻子刚刚自杀，接着这个人来找你咨询。他也感觉想自杀。你指出说他好像在考虑着对自己做那件他妻子刚刚对她自己所做的事情。如果他回应说自己对妻子的自杀感觉有多内疚，而且可以看到这种内疚感是不理性（它通常是的）的话，那么他可能是可以接受门诊治疗的方式的。然而，如果他不管怎样都坚持认为自己是"罪魁祸首"——尽管那里并没有这样的证据——那么严重的自杀风险就在身边。

对痛苦现实的否认

一名29岁的男人在他妻子告诉他说她将离开他因为他对她来说过于孤僻之后，从桥上跳了下去。他需要进行相当大的外科手术，但是还是活了下来。

当一名精神科住院医生在几个星期以后会见他的时候，他声称自己不再有自杀倾向了。然而，当他对自己婚姻的看法受到探索的时候，他解释说自己"相当肯定"自己的妻子会回到他身边，假如他愿意为她"改变"的话。可是，他妻子在一次个别会见中，已经事先确认说自己没有给过他任何希望。

换句话说，他在使用着幻想中的否认的防御机制。在得悉这个情况以后，我建议那名做了评估的精神科住院医生去面质这个否认的防御，这导致病人痛哭流涕，当时他还在骨科病区里。他最后被转移到精神科病区，而且被留在医院里多住了两个星期，在此期间他的这个防御通过诠释被陈述了出来，他还跟自己妻子进行了一些协同晤谈。他进行了痛苦的哀悼，并在一段时间以后能够接受他妻子的决定这个现实而没有明显的进一步的自杀威胁。

摘　要

在条件最好的情况下，自杀风险的评估依然是复杂和困难的。为了提高准确性，评估自主自我功能、自我力量、客体关系等的不足，以及对某些防御的面质的回应失败，将是很有帮助的。这些评估的结果随后可以被增加到源自人口学、诊断，以及Shneidman、Litman和Tabachnik、Durkheim、Menninger、Jacob，还有Akhtar等的工作成果的诊断标准中。

附录一　精神分裂症：诊断标准的发展历史

Eugen Bleuler 的标准(1908)

- 原发症状：

联想中断：整合能力的紊乱引起了组织松散的想法：中断、松弛、离题、病理性赘述（沉浸于细节）、错误连接（逻辑倒错性）、思维贫乏。

矛盾意向：同时抱有截然不同的一些态度。

自闭和注意力贫乏：活在自己的世界里，没有注意到外界；负性幻觉。

抽象能力不足：看不到细微差别之处和象征意义，导致曲解。

情感怪异：没有情感（"淡漠"）或者极度变化无常。

- 继发（附属）症状：

幻听和幻视：没有现实检验存在下的投射的感官知觉。性、攻击行为、良知＝通常的思维内容。

妄想：不现实的信念（和牵连观念）、被害、性别混乱、躯体、夸大。

弗洛伊德(1914a)附加的

- 与现实决裂。
- 对外在世界的兴趣减退。
- 以不现实的方式进行的现实重构导致了妄想和自大感。

Paul Hoch 和 Philip Polatin(1949)附加的

- 泛神经症症状：强迫症、恐惧症、焦虑症、抑郁症、转换障碍，以及变态——全部一起。

- 在意识中过多的性意念。
- 空想式生活方式和现实解体现象("世界不是真的")。
- 严重的慢性焦虑。

Heinz Hartmann(1953)附加的
- 未抵消的攻击性可能会导致暴力和整合与抽象的自主自我功能的发展不足。

Robert Knight(1954)附加的
- 对单纯的社交互动的曲解。
- 语词新作,以及其他特异性语言滥用。
- 无力从显而易见的迹象中提取出现实结论。

Kurt Schneider(1959)附加的
- 思维化声。
- 思维插入和思维播散。

Edith Jacobson(1954)附加的
- 自我特性和他人特性的混乱(自体—客体融合)。
- 过度的自我毁灭性("初级受虐狂")。
- 对人类的部分客体内射(心理影像)(如鼻子、手指或者乳房)。

John Frosch(1964)附加的
- 在与现实的联系和现实检验两方面的故障。

Margaret Mahler(1968)附加的
- 自我从他人处的失区别("人格解体"。也可参阅 Feigenbaum, 1937)。
- 泛灵论(给非人类物质赋予生命特性)。
- 去生命化(人不是人)。

John Feighner(1972)附加的
- 差劲的工作和社交功能。

Otto Kernberg(1975)附加的
- 从逻辑性的和时间感的,转换为梦一般的、无时间观念的、凝缩的、象征性的、置换的思维,有时引起"多形态的荒谬的"性欲。
- 发展升华途径失败(爱好和兴趣)。
- 对身体局部的确实恐惧(躯体妄想)。
- 攻击性—爱的去融合(分裂)。
- 全能感、贬低、理想化、否认、投射性认同的防御。

Jerome Blackman(2002)附加的
面对与现实的联系的受损:
- 缺乏温暖—伦理学(Warm—ETHICS)——温暖、共情、信赖、抱持的环境、个性、亲密感、稳定性。
- 以下方面的多重自我缺陷:
  整合过程和次级过程思维;
  抽象过程;
  现实检验;
  自理能力(卫生);
  自保;
  运动性控制;
  +/-说话能力和记忆。
- 以下方面的多重自我弱点:
  初级过程幻想的包容度;
  冲动控制(吃、攻击行为,以及性行为);
  利用幻想来作为试验性行动;
  情感容忍度。

附录二 诊断中要评估的自我力量

刺激物的屏障（Esman，1983）：不被刺激物所压垮而集中注意的能力。

冲动控制和满足的延迟（Kernberg，1975）：按捺住性欲、口欲和攻击的强烈愿望。

（初级过程）幻想的包容度（Hoch & Polatin，1949）：把怪诞的心理缩影和象征符号保留在意识之外。

挫折容忍度：承受住未满足的对周围环境的愿望。

情感容忍度（Kernberg，1975）：承受住强大的情感而没有被打垮或者过度使用防御操作。

痛苦容忍度：承受住躯体的和情感的痛苦。

张力容忍度：承受住欲望、良心和现实之间的冲突而没有激动不安。

升华途径的发展（Kernberg，1975）：将口欲、性欲或攻击幻想转化为有生产力的活动（例如，把想要杀害同胞变为友好的竞争）。

幻想作为试验性行动（Hartmann，1939）：在采取行动以前对愿望"考虑透彻"。

对力比多和自我退行的阻抗（Marcus，1975）：面对强大的欲望或情感而没有表现得幼稚的能力。

在躯体释放途径方面的思维过程（Schur，1975）：能承受住情感而不必使用躯体性途径的能力，就像发生在紧张性头痛或肠激惹的情况中。

造福自我的退行（Kris，1952；Bellak，1975，1989）：能允许一点初级过程（象征的、凝缩的幻想）想法进入意识中以便跟孩子一起玩、创作艺术品或者讲笑话的能力。

驱力和情感释放的能力：管理暴怒或享受性交而没有变得被压垮的能力。

附录三 精神分析的诊断性心理发育考虑

1.

自我功能	自我力量	情感	驱力	超我	客体关系	防御
自主自我功能		抑郁或焦虑的想法来自于:				
口欲期	口欲期	口欲期	口欲期	口欲期	口欲期	口欲期
意识 感知能力 记忆 整合能力 初级过程 感官系统 精神运动	刺激物屏障	自我碎裂 湮灭 客体的丧失 融合 不信任 客体爱的丧失	生理: 吮吸、觅食 病态的固着: 饮食障碍 口欲性固着 强迫 酗酒 严重的依赖 不信任 偷窃	基本的不信任感	自闭/共生(0—5个月): 部分客体 自体一客体 分离一个体化: 分化(5—12个月) 实践(12—16个月) 温暖	内射 投射 幻觉
肛欲期	肛欲期	肛欲期	肛欲期	肛欲期	肛欲期	肛欲期
智力 说话能力/语言	驱力的延迟满足	分离/自洽 驱力的力量	生理: 排泄 肛门括约肌控制 病态的固着: 肮脏 好争论 有关尿屎[1]	"肛门括约肌道 德" "不"	和解(16—24个月): 不稳定的自体和客体恒定性 共情 信任 不稳定的自体和客体恒定性(25—36个月)	投射性认同,投射性指责,否认(4种类型),失区别,去生命化,泛灵论,分裂,反向形成,撤消仪式,隔离,转向自身,情感(情感的),外化,分隔,敌意极主义,敌意的攻击

2.

自主自我功能	自我力量	情感	驱力	超我	客体关系	防御
第一生殖器期	**第一生殖器期**	**第一生殖器期**	**第一生殖器期**	**第一生殖器期**	**第一生殖器期**	**第一生殖器期**
现实感 现实检验 现实对幻想 专注力 注意 定向力	思维过程＞躯体释放 幻想＝试验性行动	客观性 "真正的忧心/煎熬" 阉割 穿透[2] 贫乏自我功能发展	生理： 跟他人在一起的阴茎和阴蒂愉快感 病态的固着：玩弄女性性问题	害怕竞争带来的反击	自体和客体恒定性（26—48个月）：抱持的环境 亲密感	置换、象征化、凝缩、幻想形成、搪塞、虚构、压抑、否定性幻觉、退行
潜伏期	**潜伏期**	**潜伏期**	**潜伏期**	**潜伏期**	**潜伏期**	**潜伏期**
自理能力 次级过程 社会技能 自体可塑性 从玩乐到工作的转变 预测 自我兴趣	升华途径的发展 情感容忍度 挫折容忍度 痛苦容忍度 张力容忍度 容纳初级过程思维	超我 社交 成就 不熟悉 未实现的理想	生理： 发育 协调能力 病态的固着： 性抑制 神经症	对与错的内化： 确定的；规则的；不可动摇的；公正	温暖、亲密感、稳定性	认同（与幻想、理想客体、改击者、受害者、丧失的客体、内射物的）、对攻击者的诱惑、升华、合理化、思竭虑、逆恐行为、理智化、社会化、本能的自我功能的抑制

3.

自主自我功能	自我力量	情感	驱力	超我	客体关系	防御
青春期至成人期	青春期	青春期	青春期	青春期	青春期	青春期
抽象能力 判断 异体可塑性 观察自我 自保 执行功能	冲动控制 造福自我的退行 驱力释放的能力	身份认同弥散 性功能	生理： 性 病态的固着 团体形成功能[3] 手淫 自恋	抽象的权力 外化 提高了的理想 可靠性 责任感 准时性 正义	和解： 不稳定的自体和客体恒定性	理想化、贬低、幽默、压制、具体化、不认同、团体形成、禁欲主义、同性客体选择
		成年期	成年期		成年期	
		生殖力的丧失 功能的丧失 社交负向性格[4] 无能	性和攻击的升华与控制		自体和客体恒定性	

附录四 客体关系理论的一点历史

弗洛伊德在他 1914 年的论文《对于自恋》(*On Narcissism*)中,和随后其他关于本能的一些文章中,规范化了"情感投注"差异的概念,换句话说,即:一个人在另一个人身上所做出的情感投资的强度。从一个定量的立场来看,有多少投注(bezetzung)(精力,或兴趣)是人们导向了别人的,对比于有多少是导向了他们自己的身体和他们自己的心理功能的?最后一点,他们有没有退行——将他们全部的注意都转向了他们自己——假如他们原先是考虑到别人的能力的话?

弗洛伊德最初使用这个理论以试图将精神病从其他精神紊乱中区别开来。他认为精神病牵涉到投注(情感投注)的撤离——即精神病性患者不会向他人输注很多能量。我们现今所说的共情和信任并没有发展。一种自我导向的现实判断模糊了精神病患者对抱持的环境的感觉。弗洛伊德是第一个在精神病患者身上识别出"现实重构"的机制的人,在他们从人们那里撤离并且未能检验现实以后。弗洛伊德(1914a)对力比多情感投注从外在世界的撤离的解析在一定程度上演变自他对参议院议长丹尼尔·史瑞伯[1](上诉法院法官)自传的研究(Freud, 1911)。

弗洛伊德曾经为性格的概念斗争过。在他后来的一篇论文《力比多类型》("Libidinal Types",1932)中,他看到了自恋性、色情性、和强迫性类型的性格功能的一些不同组合。自恋性类型更加离群和专注于他们自己。色情性类型对他人有兴趣。强迫性类型更加具有防御性导向。他描述了这些组合:自恋性—色情性、自恋性—强迫性、强迫性—色情性等等。他考虑了这些,努力地用结构理论来提出对于性格的想法。

Hartmann 对客体关系理论作出了一些重要的贡献。它们包括:

1. 在脑海中形成的关于自我和关于他人的概念受到整合功能的高度影响。

2. 自我功能，如整合、抽象化和现实检验，跟自体影像是不同的，它也不是防御机制。

使用这些功能的能力被并入到你看待你自己的方式中；但是你看待你自己的方式又牵涉到其他被整合功能所记忆和整合的感知觉。对于这点，客体（通常是其他人）的影像也是同样的。[2]

Jacobson(1964)在1940和1950年代阐明，人类所包含的不仅仅是驱力和防御机制。驱力活动（即被弗洛伊德描述为导向了他人的欲望）实际上是受到一生中跟他人的人际关系的感知觉和记忆所影响的。这些记忆在大脑中（使用现代流行的概念）被记录为他们自己和其他人的心理影像（自体和客体表象）。Jacobson受Hartmann的观念所影响，Hartmann认为整合、现实检验、说话能力、抽象化、观察自我以及其他等是被包含在自体影像中的，而不是等于自体影像。

在不同的性心理阶段，儿童对他们的父母会有不同的感受和愿望，有着对他们父母的不同的看法，以及跟他们父母之间会有愉快和不愉快的关系。儿童会形成跟他们父母的关系的影像，而那些影像是在一段时间内被整合的。那么，儿童就发展了关于他们是谁和他们的父母是谁的概念。

再者，客体影像，换句话说，任何被力比多投注的人（那个对你来说重要的人）的影像，有着爱、恨、超我功能、自我功能以及依附关系的互惠能力等成分——全部这些都是被概念化的。

马勒在她关于儿童的研究中又再往前迈进了很多步。在她关于精神病性、自闭性，以及"一般预期"的儿童的长期研究中，她得以确定出整合关于自我和他人的感知觉的能力的发展顺序（在出生到3—3.5岁之间）。这些能力要经历不同的阶段以便最后获得稳定的、有条理的、各自分开的概念，"我"对"你"：即法国人所称的融合的对非融合的"我"和"你"。换句话说，这个"我"和这个"你"被分开、被理解、被稳定，以及被力比多投注(Mahler, 1968；Mahler等, 1975)。

马勒第一个阶段的正常自闭(0—3个月)很快就通向了共生(3—5个月)。母亲与孩子之间的正常共生样状态最后在分离个体化阶段，经过一段几年的时间有点被放弃了：(a)孵化(5—12个月)、(b)实践(12—16个月)、(c)和解(16—25个月)，以及(d)不稳定的自体和客体恒定性(25—36个月)。这个孩子最终能够拥有稳定的"我是我，你是你"的感觉：稳定的自体恒定性、稳定的客体恒定性(36个月以上，不是没有退行)。我们当中那些曾经养育或治疗过小孩的人都知道，那些时期是有相当大的差异的，即使是正常的。

　　Blos 在 1960 和 1970 年代用类似的术语重新解析了青春期。青少年也会经历一段孵化、实践以及和解的时期，并最终迎来自体和客体恒定性的确立。在青春期，自体甚至发展得更多，包括了职业生涯的概念、其他能力以及价值观（超我变得更加整合）。在接近青春期末和成年早期的时候，有很多事情会发生来构建自体影像。

　　Akhtar 在具有某些人格障碍的人身上描述了疏远的防御。在《断裂的结构》(*Broken Structures*，1992b)和《当身体说话：运动性线索中的心理学含义》(*When the Body Speaks*：*Psychological Meanings in Kinetic Cues*，1992a)中，他花费了相当多时间在回顾弗洛伊德、Hartmann、Jacobson、马勒和 Kramer 的理论(1979)。

附录五 在躺椅上的比才的《卡门》(*Carmen*)

卡门只不过是一个玩弄跟自己不合适的下士的不知羞耻并且迷信的荡妇吗？而唐·何塞只是一个被她的性感所征服，并且在她对自己出言不逊时变得狂暴的、行为幼稚的童子军吗？

对我这个精神分析家来说，不是。自从弗洛伊德第一次提出了自己关于达·芬奇的想法以后，分析师们已经乐于周期性地思考关于在历史人物和文学角色中的无意识因素。所以，尽管我们无法直接地跟"病人"对话以确认或否定我们的解析，但是我们还是可以在检查《卡门》这部歌剧的角色中可能存在的一些无意识的元素时找到一点乐趣的。

首先是唐·何塞。他是一名不为自己的士兵/女工幽会的"英勇表现"感到担心的腼腆的小伙子。在第一幕中，在卡门把自己的花当作"礼物"送给他以前，她问他他正在做什么。何塞说，"我正在把一条链子系到我的撞针上"——为他的枪。这是他这个角色具有的象征性的秘密。他的性兴趣（"撞针"）使得他被系牢了（拴住了）。很久以后，在第三幕的尾声，当卡门试图跟他分手的时候，他抗议说："不、不、不，我不会离开！"他坚决宣称："那条把我们捆绑在一起的链条将会把我们绑在一起直到死为止！"

那么，他为什么没有跟隔壁那位漂亮的女孩（"珍珠"）米凯拉打得火热，并为我们省掉那三小时充满强烈情绪的 SM 表演呢，当中还包括那段不知所谓的高山攀爬？

当何塞第一次在哨位上邂逅米凯拉的时候，他在她的眼睛里面看到了什么呢？他自己的母亲！实际上，米凯拉给他的亲吻是他母亲送的，她在做完礼拜以后亲吻了米凯拉然后告诉米凯拉把那个亲吻再传达给何塞（"……我所给你的这个吻，请把它返回给他"）。漂亮，而何塞在意识上是感到高兴的，并且歌颂着自己关于母亲和故乡的记忆（"昔日的记忆"）如何地使自己的内心再次充满力量和勇气。不过，在无意识中，米凯拉让人感觉有点太熟悉了。

　　何塞的态度是矛盾的。他是一名锁链匠，但是他却在尝试切断跟他母亲之间的链接。这就是为什么他没有写信、发电邮、不管是什么……为什么他那么地惭愧（"他今天感到忏悔"），还有为什么无意识中，在卡门的花一开始打开他就已经准备好要拒绝米凯拉了，尽管他声明说："不要担心，我的妈妈……我会娶她（米凯拉）……"

　　这个年轻的成年男人是如何开始从他母亲那里分开的呢？就像那首乡村歌曲："我喜欢我的女人偏向于垃圾似的一点"那样，何塞选择了卡门——那个不正当的、被禁止靠近的、性感的女人——然后通过放弃他自己的身份认同来形成一个共生形式的依附关系，为了既反叛又能跟她在一起。这点有没有令他母亲感到不安呢？当然——她后来把米凯拉送回来了，就在第三幕中！

　　在卡门因为扎伤玛奴阿丽塔而被拘捕并且因为拒绝回答问题而被何塞的上司苏尼加少尉处以监禁之后，她向何塞提出了一个以物易物的诱惑。如果他愿意帮助她从那个把她绑得紧紧的（以及那个显然在她身上有自己的打算的）苏尼加手上逃脱的话，她将会在 Lillas Pastia 酒馆跟他见面，并为他来一段短短的塞吉迪亚舞曲。后来何塞因为曾经合谋帮助卡门逃跑而服刑了一段时间。当他出狱时，卡门开始想要按自己的承诺去补偿他，可是何塞正打算离开她（"永别了！"）以避免因为擅离职守（AWOL）而受处罚。当苏尼加出现并且想跟卡门搭讪的时候，虽然何塞感到很抓狂，但是他放弃了自己的良心和身份认同以便回避自己因为把她输给了苏尼加而感到的痛苦。

　　现在，卡门自己又怎么样呢？她据称是塞维利亚都市区里最火辣的姑娘。她对何塞开的玩笑是一种性色彩的俏皮话：当她听说他在安装自己的撞针的时候，她喊他为"我灵魂的撞针者！"（有点像 19 世纪版本的 Mae West[1] 的话"嗨！大人物，在你口袋里的是一把手枪……"）何塞感到惊愕，但是却被这种"厚颜无耻"[2] 的表达弄得很性奋！

　　卡门最初是被刻画为在性欲上和攻击性上易冲动的。她戏弄所有的士兵并且跟玛奴阿丽塔打架。但是不久在她的疯狂之中显现出了一些条理。她在第一幕中告诉苏尼加说："……割我，烧我，我不会告诉你任何事情……"有趣的是，她通过使用那个很随便的"你"的动词形式来无礼地冒犯（和戏弄）他。顺便说一句，她所提及的受虐性拷问好像抓住了苏尼加少尉的注意。他于是把她绑了起来；他唱道："……她是非常美好的……"；然后他在第二幕里在性欲上追求她。

　　然而，同一时间卡门也在苏尼加身上反复练习着自己的魔法，她透露说自己的人格中有一种强大的第五修正案[3]取向的特征：她希望保持行动的绝对自治和自由，不受一切事物和人的，包括男人和法律的约束。她唱道："首要的是，醉人的东西：自由。"同时，她希望从远处跟所有渴望她的男人维持一种幻想的纽带。除了性快感之外，她还利用自己的性活动来达到几个目的：免于社会约束的自由、跟男人的幻想纽带以及从她诱惑到的男人那里反复分离，以便强化她自己"醉人"的独立自主的感觉。

斗牛士埃斯卡米洛可能跟卡门一样自恋。在第三幕中，他告诉刚刚才朝他自己开过枪的何塞说，你是一个糟糕的爱人如果你没有拼了自己的命去见你的爱人（意即卡门）的话。但是，埃斯卡米洛知道卡门这种类型的人。他唱道："卡门的那些暧昧情事都不会持续超过六个月。"

因此卡门是那只"叛逆的鸟"（哈巴涅拉[4]舞曲的那只叛逆的小鸟）。她有意识地渴望自由（自治）。但是同时，她实施自己被动投降的性幻想，通过责备何塞说："……你将会把我放到你的马背上……接着把我偷走……如果你爱我……"而何塞，尽管他有意识上的忠诚（"阿尔卡拉龙骑兵……忠实"），但是他对于自己通过米凯拉来跟自己母亲链接是感到矛盾的，而且无意识中也希望成为一个反独裁主义的、自治的性强盗，不再受到她们的约束。为了解决他的冲突，他把自己情爱的焦点转移到卡门身上，并变得跟自己母亲一样黏人，然后不允许卡门切断跟他之间的链接。

如果我们忽略掉何塞和卡门的俄狄浦斯情结的话，那么这篇文章将不会是一篇完整的精神分析论述。换句话说，性和暴力！何塞和埃斯卡米洛这两个男人就像雄性狒狒一样为了占有那个被视为最珍贵的女人而战斗。

何塞的父亲很奇怪地并没有在场，但是或许象征性地再现在了埃斯卡米洛这个人物中。自然，在第三幕中，何塞试图砍杀埃斯卡米洛（"挨我一刀"）作为埃斯卡米洛对卡门的爱需要付出的"代价"。卡门成功地阻止了何塞去杀害埃斯卡米洛。这个俄狄浦斯男孩没有杀害他的父亲。

何塞早已经惩罚了自己实际上的母亲，通过忽视她和令她失望（虽然他因此而产生的内疚感促使他回到了她身边，在第三幕中，在她去世以前）。接着，在第四幕中，他处决了卡门（象征性的母亲），因为她为了"父亲"埃斯卡米洛而遗弃了自己。何塞现在会受到依法处决的惩罚，由此将消除他的内疚感，而这份内疚感的产生是因为他想要占有卡门（母亲）、希望杀害埃斯卡米洛（父亲），以及最后杀死了卡门（母亲），这样就没有其他人（包括父亲）可以拥有她——一种不罕见的畸形的俄狄浦斯情结解决方案的变形。

我们对卡门的母亲或父亲一无所知,虽然在她卷烟厂的"姐妹"中有玛奴阿丽塔(她母亲的象征),这个她曾经因为对方拿她去跟苍蝇出没的驴屁股作比较,并以此来暗示说她的性行为使得她成了一个下流的荡妇而割伤过的人。卡门遭到了惩罚(被何塞处决了),在她犯了勾引父性人物(埃斯卡米洛)的罪行之后。

卡门的性行为也跟其他女孩形成了竞争(置换自母亲和姐妹)。她公开地在性欲上诱惑着那些父亲的替身(所有那些渴望着她的士兵),但是却实行了自己极力推崇的东西("如果你不爱我,我将会爱你……"),通过挑选那个"不可用的"男人(象征性的父亲),何塞。可是,在卡门使何塞失去男子气概以后,他对她来说不再象征着父亲。所以她贬损何塞并把他送回到他的母亲那里。接着她就实实在在地追求起了埃斯卡米洛这个大男子气概的、年长的,以及不放弃自己身份认同的男人。

但是卡门因为自己指向母性人物(卷烟厂女孩、何塞的母亲以及最后是何塞)的竞争性敌意而产生的内疚感,和因为自己成功获得埃斯卡米洛(父亲)的爱("如果你爱我,卡门……")而产生的内疚感,促使她在那个现在已是母性人物的何塞手上引致了自己的惩罚和死亡。

《卡门》既是给年轻的成年人的一个道德故事,又是每个父母最糟糕的噩梦。我们担心自己的儿子会被他们自己的性欲望、跟母亲分开的需要,以及青春期叛逆的强烈愿望三者压垮。他们因此可能会碰到不好的人群,选择一些"个性不好"的女孩,然后终身一事无成。我们也担心自己的女儿会被固着在她们那些令人愉快的出风头的/自恋的青春期性征元素上,跟不好的人群交友以感觉分离独立,然后纠缠于那些相貌好看和叛逆的"坏男孩",这些男孩将伤害她们并毁了她们的生活。

《卡门》称得上是一个最坏情况的脚本,差不多就像是一个最坏情况脚本的梦。我们感到宽慰的是,在一切结束时我们发现这里所描绘的糟糕后果并没有确实发生在我们身上。我们这些观众于是可以继续我们自己的努力,从没有处决需要的生活中得到寻常的快乐。

后记——一些免责条款

我已经把有限的目标,即描述那些防御并且给出一些关于它们的可能对实践中的临床医生有用的信息,作为我的任务。我的理论取向牵涉到一些自我心理学(Hartmann、Frosch、Bellak 以及 Kernberg 等人的关于自我功能和自我力量的概念)、结构理论(弗洛伊德关于驱力、超我以及防御的第三理论①)、以马勒为基础的客体关系理论(分离个体化和它的变迁)以及关于折衷形成的现代"冲突理论"(C. Brenner,2002)。

你会看到我没有过多地涉入到对所谓的"缺陷防御争议"(参阅 Frosch,1990)的争论的讨论中,因为我觉得功能缺陷和功能的抑制两种概念都是重要的。有些分析性理论家对 Freud-Hartmann-Frosch(以及 Busch,1995)所发展的关于自主自我功能的学说感到不满,因此也许会对我关于防御性的功能抑制的描述(在弗洛伊德之后,1926)表示异议。

科胡特的追随者也对结构理论的很多方面(包括防御)提出了异议,他们比较喜欢使用属于自尊调节的内在幻想的那些概念("自体客体")。

克莱恩学派、荣格学派、马斯洛学派、拉康学派以及阿德勒学派各自使用了不同的

---

① 弗洛伊德的第一个理论(1895)是神经病学的。他的第二个理论(1900—1905 左右),有时候被称为液压模式,牵涉到心理能量和满腔的"无意识"。他的第三个理论是结构理论(1923,1926)。他的第四个理论是生本能和死本能(1920—1939)的理论。理论一、二以及四多半都已经被抛弃了。

　　我保留了来自第二个理论的"初级过程"的概念,因为意识中过多的初级过程幻想倾向于标示着更加严重的精神障碍(参阅 Hoch & Polatin,1949;Kernberg,1975;Holt,2002)虽然 Arlow & Brenner(1964)提议我们只把初级过程机制看作是防御操作。大部分时候,我使用了来自结构理论的某些概念,尽管 C. Brenner(2002)论证说由于它的一些比较神秘而晦涩难懂的理论的彼此矛盾,所以我们也应该抛弃它。

专业术语,而且对心理常态和心理失常都有着些许不同的想法。我并没有试图在这本书里拿这些理论去跟防御理论作对比或者比较。

精神分析内部的争议——有许多还未得到解决——至少是会像精神分析理论和非分析性理论之间的那些争议一样么多并且一样那么容易引起争论。简单地说,这本书并非企图在精神分析理论的内部辩论上,也非企图在分析性理论与非(或者反)分析性理论之间的领域间争论上作一个学术性的专题论文。

最后,我没有引进关于焦虑、抑郁以及精神病的一些"生物精神病学"看法,是因为我没能看出当今的神经生物学和防御理论之间有彼此相关的地方。(那本新的期刊《神经精神分析》(*Neuro-Psychoanalysis*)的撰稿者们正提出了这个议题。)我倾向于赞同诺贝尔奖获得者 Gerald Edelman[1] 在心理功能的大脑基础的庞大的复杂性方面的许多结论(例如,1992)。虽然今天科学观察者们相信大脑是精神的器官,而且我们也知道大脑的疾病可以引起心理现象,但是到目前为止没有人有发现过哪怕是一个单一想法的神经—电—化学基础。即使是 Levin(2002)对 Iberhauft 在神经免疫系统和学习准备方面的工作的精湛总结也是,用他自己的话说,"带有疑问的"。脑脊液中的血清素和去甲肾上腺素水平跟一些抑郁症之间是有一些在统计学上具有说服力的相关性的;但是迄今,我们一点也不知道关于形成人们思想想法的大脑生化方面的看法,而这些想法却造就了我们半数的情感——导致人们感到孤独、不高兴、可悲、或者内疚(或者愉快)。更别说以解剖神经生理学方式去理解任何关于爱、恨、害羞、或退化(例如,中年危机跑车[2])的东西了。

我很喜欢看到一些心理治疗学习生把一张防御(还有自我功能)的清单贴在他们办公桌上方的墙壁上。这本书本质上是基于那张清单的一点精心制作。

译注

原序

[1] 小飞象(Dumbo)是1943年迪斯尼电影中一头小象的名字。它有一双非常巨大的、可以用来帮助飞行的耳朵,但是它却非常没有自信。通过给它一片神奇的羽毛(安慰剂)并且告诉它说羽毛可以使它飞起来,小飞象就能够充满自信地靠自己的天赋来飞行了。

第一章

[1] 约翰·迪恩(John Dean)从1970年7月到1973年4月担任美国第三十七任总统尼克松的白宫法律顾问。作为白宫顾问,他深深地卷入到了水门窃听案以及随后的掩盖水门丑闻的事件中,他甚至还被美国联邦调查局(FBI)冠名为"掩盖案的主谋"。

第二章

[1] 戒酒团体(Alcoholics Anonymous)简称AA,是一项国际性互助运动。它宣称其主要的目的是"要保持清醒并且帮助其他酗酒者也达到清醒"。该运动的传统是建议其会员和组织在大众媒体面前保持匿名,并无私地帮助酗酒者或者任何想要戒酒的人停止喝酒。

[2] 原文中的信托处境(commitment situation)指的是一个病人被筛查员确定为病得很重,以至于其个人权利必须被剥夺(被托管)以便保护他自己和其他人(比如强行送往精神病院)的情况。

[3]《西城故事》(West Side Story)是一部美国音乐剧,首演于1957年,其故事情节源

自莎士比亚的名剧《罗密欧与朱丽叶》。该剧在1961年被拍摄成电影。

[4]《天涯知己》(*A Majority of One*)是一部美国喜剧片,上演于1961年。

[5]《厌世者》(*The Misanthrope*)是法国剧作家莫里哀17世纪时的一部喜剧作品。

[6] Jose Feliciano 1945年出生于西班牙,是一名波多黎各后裔,天生失明。随父母移居美国后从小就学习音乐,并成为一名吉他手和歌手。后来夺得六届格莱美大奖,是美国乐坛的殿堂人物,也是第一个以拉丁音乐获得流行乐坛Billboard终身成就奖的拉丁人士。

[7] Britney Spears 又名"小甜甜"布兰妮。1990年代末出道,凭借第一张专辑*Baby One More Time*的热卖成为美国流行歌曲天后,并且很快就红遍了全球。她以笑容甜美天真和衣着暴露性感著称。

[8] 克娄巴特拉(Cleopatra)俗称埃及艳后,她是古埃及时期的最后一任法老,也是托勒密王朝的最后一位女王。她才貌出众、聪颖机智、擅长政治手腕,作为法老她跟凯撒和安东尼建立了密切的关系,结果卷入了罗马共和末期的政治漩涡,并伴以种种传闻逸事,使她成为文学和艺术作品中,乃至西方文化的一个著名人物。

[9] 德丝蕾(Désirée)曾经是拿破仑的前任未婚妻,后来拿破仑前往巴黎,为了政治目的与寡妇约瑟芬结婚,抛弃了德丝蕾。以后德丝蕾邂逅了另一个男人,即拿破仑手下的元帅贝尔纳多特(Jean Baptiste Jules Bernadotte),与之结为夫妇。1813年贝尔纳多特进攻拿破仑,拿破仑战败后,贝尔纳多特于1818年登基,德丝蕾成为瑞典王后。

[10]《女武神》(*Die Walküre*)是德国著名歌剧家瓦格纳(Wilhelm Richard Wagner)的歌剧作品四联剧《尼伯龙根的指环》(*The Ring of the Nibelung*)中的第二剧。该系列剧是瓦格纳取材于神话传说,于1848年开始创作,历时26年完成的呕心沥血的作品。

第三章

[1]《我的表兄维尼》(*My Cousin Vinny*)是1992年由乔纳森·林恩(Jonathan Lynn)导演的一部美国犯罪喜剧片。

[2] "敏感度训练"("Sensitivity trainings")在美国是一种提供给许多公司员工的讲课,目的是为了让他们知道什么是性骚扰。性骚扰在工作场所里是违法的,而美国在1990年代的时候有许多妇女曾经成功地就此起诉过她们的雇主。这种讲

课的目的是要教导男人在工作场所里不要跟女性发生肢体接触、不要讲色情笑话或者把女性当作性对象,同时还鼓励要男女平等。

[3] ADHD 是"Attention-deficit hyperactivity disorder"的缩写,即注意力缺陷多动障碍,俗称"多动症"。

[4] 《心灵访客》(Finding Forrester)是 2000 年由格斯·范·桑特(Gus Van Sant)导演,并且由著名演员肖恩·康纳利(Sean Connery)出演主角的一部美国剧情片。此片曾经在国际影坛上获得多项提名和大奖。

[5] Wunderkind 是德语,其中"wunder"的英语"wonder"即奇迹、奇妙的意思,而"kind"则是"kid"孩童的意思。所以,wunderkind 是"奇妙孩童"的意思。此处简译为《神童》。

[6] 《最后一场电影》(Last Picture Show)是 1971 年的一部美国剧情片,由彼得·博格丹诺维奇(Peter Bogdanovich)导演。该电影在当年获得多项电影奖项提名,而经过多年以于 2011 年又重新在英国放映。

[7] "沉默的卡尔"("Silent Cal")指的是美国第三十任总统卡尔文·柯立芝。当他还在担任第二十九任总统沃伦·G·哈定的副总统时,就开始因为出席各种大小宴会时少言寡语而著称。虽然他是一位熟练而且有效的公共演讲者,但是私底下他极少讲话,所以被称为"沉默的卡尔"。

[8] 《一个 L》(One L)是作者 Scott Turow 在 1977 年出版的一本自传式著作。他在书中以日记的方式讲述了自己作为哈佛法学院一年级学生时的亲身经历。该书后来成为众多准备进入法学院求学的学生的虚拟圣经,并且多年来一直是畅销书。1990 年由哈里森·福特(Harrison Ford)主演的电影《无罪的罪人》(Presumed Innocent)的原著作者就是 Scott Turow。

[9] 《欲望都市》(Sex and the City)是美国有线电视网的一部著名电视系列剧,由 HBO(Home Box Office)于 1998 年首播后,直至 2004 年为止共连续播放了六季。该剧是根据作者 Candace Bushnell 的同名著作改编而成,电视剧播出后深受观众喜爱,而且还多次赢得艾美奖等各大奖项,并于 2008 年和 2010 年两次被翻拍成电影。

[10] 《煤气灯下》(Gaslight)原本是英国剧作家 Patrick Hamilton 在 1938 年的一部戏剧,后来于 1940 年和 1944 年分别在英国和美国被翻拍成电影。美国的电影由乔治·库克(George Cukor)执导,并由著名演员英格丽·褒曼(Ingrid Bergman)

和查尔斯·鲍育(Charles Boyer)出演主角,是一部悬疑惊悚片。故事的内容主要是说男主角如何使煤气灯忽明忽暗,导致女主角产生恐惧和不安,并被说成患上了精神病。由此衍生而来的点煤气灯("gaslighting")其含义就是人们为了邪恶的原因而无情地操纵他人去相信非事实的东西(如患上精神疾病)。

[11] 代理孟乔森综合征(Munchausen Syndrome by Proxy)又称为代理性佯病症。孟乔森是18世纪一位德国伯爵的名字,他以假可乱真、不可思议的装病故事著称,从1950年代以后他的名字就等同于佯病症。代理孟乔森综合征的定义是照顾者杜撰或诱发被照顾者的病症,使得被照顾者受到不必要的医疗,导致心理及生理上的伤害,通常见于母亲跟子女之间。

[12]《黄金罗盘》(*The Golden Compass*)是英国作家Philip Pullman的代表作《黑质三部曲》(*His Dark Materials*)中的第一部,该部作品后来于2007年被拍摄成同名电影,有著名演员妮可·基德曼(Nicole Kidman)和丹尼尔·克雷格(Daniel Craig)等参演,是一部奇幻冒险影片。

[13] 原文中"自运行"(run with it)的意思是让病人自主选择在治疗中要做什么和说什么,而不是由治疗师来决定治疗谈话的方向。在传统的精神分析中,分析师只需让病人自由联想而不会对他们说什么或什么时候说话进行控制;分析师只是偶尔提供一些诠释。

[14] 鹰派和鸽派是美国国内存在的两种主要政治势力。鹰派主张以武力来解决争端,又称为主战派;鸽派则主张用和平手段来解决问题,故又叫主和派。

第四章

[1] 作者在此处的意思是当一个人可以在某一个水平上"运作"的时候,那就表明他在某种程度上也可以同时在一个较低的水平上运作。作者希望表达的是,不要刻板地认为某个人已经完成并离开了某个阶段并升级进入到下一个阶段。一个人是可以部分在一个水平上,同时又部分在另外一个水平上的。

[2]《最好的朋友》(*Best Friends*)是1982年根据真人真事改编的一部浪漫喜剧片。

[3] 美国有一种儿童棋盘游戏叫"对不起"("SORRY")。这个游戏有"起点"("Start")和"本部"("Home"),游戏的目的是将所有棋子从"起点"移动到"本部"。游戏规则中一名玩家在去往"本部"的路径上遇到另外一名玩家的棋子时,可以敲击该玩家的棋子使其回到"起点",在阻止对手棋子前进的同时自己的棋

子则到达"本部"。

［4］Phyllis Schlafly 是一位在政治上有争议的美国保守派活动家和作者,她在 1970 年代由于反对女性主义思想和参加对抗妇女平等权利运动而著名。她遭到当时许多自由思想家所蔑视和嘲弄性模仿,因此该做梦者(想象者)产生了用民主党人(自由主义者)和动物来粗暴地强奸她的这种欲望。

第五章

［1］Columbo 是美国 1970 年代著名的侦探系列电视剧中的主人公,由演员 Peter Falk 出演该剧主角 Columbo 中尉。他在剧中是一名洛杉矶警局的警探,由于他的谦逊和朴素,犯罪分子常常认为他愚蠢而幼稚。然而,他却总是能够敏锐地意识到发生了什么事情,并且迅速地破案。

［2］虚假记忆综合征(False Memory Syndrome)描述的是一种状态,在这种状态下一个人的身份认同和人际关系会围绕着一个客观上错误的但是却被这个人坚信的创伤经历的记忆,并且受到这个记忆的影响。

［3］这里的良知(conscience)是来自西方哲学的一个概念,并不完全等同于道德(moral)。它是知识分子区别对与错的一种天资、才能、直觉或者判断力,相当于一个人的超我。在心理学中,当人们的行为违反了自己的道德价值观的时候,良知会引起一个人的悔恨;反之,当人们的行为符合原则和规范的时候,良知会带来正直和诚恳的感觉。

［4］《分析这个》(Analyze This)又名《老大靠边闪》,是在 1999 年上映的由哈罗德·雷米斯(Harold Ramis)执导,并且由著名影星罗伯特·德尼罗(Robert De Niro)主演的帮派喜剧片。片中罗伯特·德尼罗饰演一名接受心理治疗的黑帮老大。

第八章

［1］确立安全性(contract for safety)的意思是病人跟治疗师之间创建一个协议,其中包括病人声明在下一次会面以前(或者治疗期间)将不会自杀或伤害自己,同时还包括一些当病人感到想要伤害自己的时候可能有用的应急措施(像呼叫警察)。

［2］Michael Boorda(1939—1996)是一名美国海军上将,并且担任过第二十五任海军作战部长。他曾经参加过越战并获得多个勋章。后来,他因为使用了据认为是

未经授权的"V"标志(Valor device,即英勇标志)而遭到媒体的讨伐,于1996年5月16日饮弹自尽。

[3] AFDC是Aid to Families with Dependent Children的缩写,它是由美国卫生与人事服务部(United States Department of Health and Human Services)管理并起效于1935年到1996年的一项联邦援助计划。这个项目提供财政援助给那些低收入或无收入家庭的儿童。

[4] AWOL是Absent With Out Leave的缩写,意思是未经许可的缺勤,即擅离职守。这是军队(步兵)中的一个技术术语,指的是士兵未经允许就突然离开军队并且在随后遭到处罚。虽然它原本是一个军用缩略语,但是在正规英语的使用中已相当普遍。在海军中的版本则是U/A,是Unauthorized Absence的缩写,意思是未经授权的缺勤,即擅离职守。这个术语则相对少见。

[5] 在加拿大的法律中,和平条约(peace bond)是由刑事法庭下达的一种指令,要求一个人必须维持和平。通常,其他的一些条件也会被附加在该庭令上面,比如说要求一个人放弃某些特定的活动并保持良好的行为举止,或者避免直接或间接跟某个特定对象接触或联系,或者要避开某些特定的地点或个体。和平条约的订立可以代替刑事指控,或者作为撤消指控的一个必要条件。和平条约相当于美国的限制令(restraining order),这种庭令通常会持续生效一段时间。

[6] 老虎伍兹(Tiger Woods)原名艾德瑞克·泰格·伍兹(Eldrick Tont "Tiger" Woods),是美国著名职业高尔夫球运动员,他在1996年进入职业选手行列以后,其世界排名很快就攀升到第一位。他也是历史上最年轻的美国名人赛冠军,该次赛事据统计有大约2000万美国观众收看,至今仍是无人能及的一项纪录。

[7] SM店指的是摆设成客厅那样,可以供人进行或观赏施虐(Sadism)和受虐(Masochism)性活动的一种社交场所。

[8] 此处的信托评估(commitment evaluation)指的是一种关于信托处境(见第二章译注[2])的评估,即评估一个人是否需要被送往精神病院并且被剥夺权利。

附录三

[1] 有关屎(scatological)的意思是与屎尿方面的兴趣有关。举个例子,一个人会讲"有关屎的幽默":小男孩喜欢提到放屁。

[2] 穿透(penetration)在此处是指进入女人的身体。

［3］团体功能(group functioning)是指一个人处在一群人当中并且发挥作用的能力。

［4］社交负向性格(sociodystonic character)这个概念是来自 Erik Erikson 的心理社会发展模型理论。Erikson 把人的心理社会发展分为八个阶段,每个阶段都会面临一个危机主题。Erikson 用"syntonic"来描述人面对这些危机时所发展的正向性格,反之则用"dystonic"来描述所发展的负向性格。社交负向性格的特点包括断绝社交活动、孤独、冷漠、排他性、愤世嫉俗等。

附录四

［1］丹尼尔·史瑞伯(Daniel Schreber)是一名德国法官,后来被诊断患有早老性痴呆。他在自己的自传式著作《我神经疾病的回忆录》(*Memoirs of My Nervous Illness*)中描述了自己的这个疾病,该回忆录因为受到弗洛伊德的阅读和诠释而成为精神分析历史上一本影响深远的著作。简单地说,弗洛伊德认为史瑞伯的精神症状是由于他压抑的婴儿期指向其父亲和兄弟的同性恋欲望投注到外在世界所致,并提出了"偏执性痴呆"的诊断。

［2］最后这句话作者要表达的意思是,一个人心理上关于他人的影像("客体表象")也是由感知觉、记忆和整合这些记忆成为整体的功能等创造而来。有趣的是,正如自体影像那样,关于他人的内在图像将可能会影响一个人使用感知觉、记忆以及整合功能的方式,亦即客体影像和自我功能之间存在相互关系。

附录五

［1］Mae West 是 1930 年代美国著名的女演员、歌手和剧作家,同时还是好莱坞第一个性感影星,曾以提倡性解放而著称。这里 Mae West 的原话是:"嗨!大人物,在你口袋里的是一把手枪,还是,你只是很高兴看到我?!"话中的"手枪"其实指的是男人的阴茎,不是真的枪。

［2］"厚颜无耻"("effronterie")在此处其实是寓意性的大胆和直接。

［3］美国联邦宪法(United States Constitution)的第五修正案(Fifth Amendment)是人权法案(Bill of Rights)的一部分。该修正案防止政府权力在诉讼程序中的滥用。

［4］哈巴涅拉(Habanera)是一种舞曲,原意是"哈瓦那的"。它起源于非洲黑人的民间舞,大概在 16、17 世纪时传到古巴。中速,2/4 拍,第一拍带有附点,弱起的节

拍和切分音、附点音符的大量应用给人以一种摇曳的感觉。它的曲调徐缓，并略带缠绵之情。著名的还有拉威尔(Maurice Ravel)的管弦乐曲《西班牙狂想曲》中的哈巴涅拉。卡门所唱的哈巴涅拉《爱情像自由的小鸟》表现了卡门热情奔放、魅力诱人的形象和性格，唱词则是卡门爱情观念的自我表白。

后记

［1］Gerald Edelman 是一名美国生物学家，他在免疫系统方面的贡献让他摘得了1972年的诺贝尔生理医学奖。他认为免疫系统物质的进化方式跟大脑物质的进化类似，所以他后来逐渐涉入到神经科学和心灵哲学的研究中。他还成立了神经科学研究所(The Neurosciences Institute)并发表过自己关于意识的学说。

［2］在美国，男人到了中年以后如果他们比自己年轻的时候要拥有较多的金钱，他们就会经常购买一些名贵的跑车——作为他们所失去的青春或者所失去的吸引年轻女性的能力的替代品。

参考文献

Aarons, Z. (1958). Notes on a case of *maladie des tics*. *Psychoanalytic Quarterly*, 27, 194-204.

Abend, S. (1975). An analogue of negation. *Psychoanalytic Quarterly*, 44, 631-637.

Abend, S. (1982). Reality testing as a clinical concept. *Psychoanalytic Quarterly*, 51, 218-238.

Abend, S., Willick, M., & Porder, M. (1983). *Borderline patients: Clinical perspectives*. Madison, CT: International Universities Press.

Aberson, H., & Englander, O. (1941). *Dumbo*. http://us.imdb.com/Title? 0033563

Abraham, K. (1913). Transformations of scoptophilia. In *Selected papers on psychoanalysis*. Translated by Bryan, D., & Strachey, A. London: The Hogarth Press, 1948, pp. 169-234.

Ackerman, N., & Jahoda, M. (1948). The dynamic basis of anti-semitic attitudes. *Psychoanalytic Quarterly*, 17, 240-260.

Aiken, C. (1974). *Silent snow, secret snow*. Woodstock, IL: Dramatic Publishing.

Akhtar, S. (1992a). Tethers, orbits and invisible fences: Clinical, developmental, sociocultural, and technical aspects of optimal distance. In S. Kramer & S. Akhtar (Eds.), *When the body speaks: Psychological meanings in kinetic cues*. Northvale, NJ: Aronson.

Akhtar, S. (1992b). *Broken structures*. Northvale, NJ: Aronson.

Akhtar, S. (1994). Object constancy and adult psychopathology. *International Journal of Psychoanalysis*, 75, 441-455.

Akhtar, S. (1996). "Someday..." and "If only..." fantasies: Pathological optimism and inordinate nostalgia as related forms of idealization. *Journal of the American Psychoanalytic Association*, 44, 723-753.

Akhtar, S. (2001). *Why do patients attempt suicide on Friday nights*? Presentation to Department of Psychiatry, U.S. Navy Medical Center, Portsmouth, VA.

Alexander, F. (1930). The neurotic character. *International Journal of Psychoanalysis*, 11, 292-311.

Almansi, R. (1961). Abstract of Recamier, P. (1957) L'Evolution Psychiatrique III. From anxiety to mania. Clinical and psychological study of mania in its relationship to depression. *Psychoanalytic Quarterly*, 30, 156.

Alpert, A. (1959). Reversibility of pathological fixations associated with maternal deprivation in infancy. *Psychoanalytic Study of the Child*, 14, 169-185.

Alpert, A., & Bernstein, I. (1964). Dynamic determinants in oral fixation. *Psychoanalytic Study of the Child*, 19, 170-195.

Anthony, E. (1961). Panel reports — learning difficulties in childhood. *Journal of the American Psychoanalytic Association*, 9, 124-134.

Arlow, J. (1971). Character perversion. In I. Marcus (Ed.), *Currents in psychoanalysis*. New York: International Universities Press.

Arlow, J., & Brenner, C. (1964). *Psychoanalytic concepts and the structural theory*. New York: International Universities Press.

Armstrong, J. (1994). Reflections on multiple personality disorder as a developmentally complex adaptation. *Psychoanalytic Study of the Child*, 49, 349-364.

AROPA (Asociatia Romana Pentru Promovarea Psihanalizei) (2002). *Sigmund Fredu - Biography: I. Childhood*. http://freudnet.tripod.com/biography.html

Asch, S. (1982). Review of Hans Loewald's *Psychoanalysis and the history of the individual*. New Haven, CT: Yale University. Press, 1978. *Journal of the American Psychoanalytic Association*, 30, 265-275.

Balint, M. (1955). Friendly expanses — horrid empty spaces. *International Journal of Psycho-Analysis*, 36, 225-241.

Barglow, P., & Sadow, L. (1971). Visual perception: Its development and maturation from birth to adulthood. *Journal of the American Psychoanalytic Association*, 19, 433-450.

Baruch, D. (1952). *One little boy*. New York: Julian Press. Reviewed by Sperling, M. (1953) in *Psychoanalytic Quarterly*, 22, 115.

Bass, A. (1997). The problem of concreteness. *Psychoanalytic Quarterly*, 66, 642-682.

Bates, J., Bentler, P., & Thompson, S. (1979). Gender deviant boys compared with normal and clinical control boys. *Journal of Abnormal Child Psychology*, 7, 243-259.

Beck, A., & Steer, R. (1988). *Beck Hopelessness Scale (BHS)*. The Psychological Corporation-HBJ. http://www.suicide-parasuicide.rumos.com/en/resources/psychological_tests/index.htm, 2002.

Bellak, L. (1989). *Ego Function Assessment* (EFA). Larchmont, NY: C. P. S.

Bellak, L., Hurvich, M., & Gediman, H. (1973). *Ego functions in schizophrenics, neurotics, & normals*. New York: John Wiley & Sons.

Bellak, L., & Meyers, B. (1975). Ego function assessment and analyzability. *International Review of Psycho-Analysis*, 2, 413-427.

Bender, L. (1944). As quoted in Mahler, M. (1944) Tics and impulsions in children: A study of motility. *Psychoanalytic Quarterly*, 13, 430.

Bergmann, M. (1995). The nature and function of a pathological oedipal constellation in a female patient. *Psychoanalytic Quarterly*, 64, 517-532.

Berliner, B. (1947). On some psychodynamics of masochism. *Psychoanalytic Quarterly*, 16, 459-471.

Blackman, J. (1987). Character traits underlying self-neglect and their connection with heart disease. *Journal of the Louisiana State Medical Society*, 139(2), 31-34.

Blackman, J. (1991a). Instinctualization of ego functions and ego defects in male homosexuals: Implications for psychoanalytic treatment. In V. Volkan & C. Socarides (Eds.), *The homosexualities & the therapeutic process*. Madison, CT: International Universities Press.

Blackman, J. (1991b). Intellectual dysfunction in abused children. *Academy Forum*, 35, 7-10.

Blackman, J. (1994). Psychodynamic techniques during urgent consultation interviews. *Journal of Psychotherapy Practice & Research*, 3, 194-203.

Blackman, J. (1997). Teaching psychodynamic technique during an observed analytic psychotherapy interview. *Academic Psychiatry*, 35, 148-154.

Blackman, J. (2000). *Bizet's Carmen on the couch*. Norfolk, VA: Virginia Opera Voice.

Blackman, J. (2001). On childless stepparents. In S. Cath & M. Shopper (Eds.), *Stepparenting: Creating and recreating families in America today* (pp. 168-182). Hillsdale, NJ: The Analytic Press.

Blackman, J. (2002). *DCM: Diagnostic & Clinical Manual of disturbances in mental functioning*. Norfolk, VA: Colley Press.

Blackman, J. (2003). Dynamic supervision concerning a patient's request for medication. *Psychoanalytic Quarterly*, 72, 469-475.

Blatt, S. (1992). The differential effect of psychotherapy and psychoanalysis with anaclitic and introjective patients: The Menninger Psychotherapy Research Project revisited. *Journal of the American Psychoanalytic Association*, 40, 691-724.

Blatt, S., McDonald, C., & Sugarman, A. (1984). Psychodynamic theories of opiate addiction: New directions for research. *Clinical Psychology Review*, 4, 159-189.

Blatt, S., Rounsaville, B., Eyre, S. et al. (1984). The psychodynamics of opiate addiction. *Journal of Nervous & Mental Disease*, 172, 342-352.

Bleuler, E. (1969). *Dementia praecox or the group of schizophrenias*. New York: International Universities Press. (Original work published 1911)

Blos, P. (1962). *On adolescence*. New York: International Universities Press.

Blos, P. (1979). Concretization in adolescence. In *The adolescent passage*. New York: International Universities Press.

Blum, H. (1979) The curative and creative aspects of insight. *Journal of the American Psychoanalytic Association*, 278, 41-70.

Blum, H. (1981). Object inconstancy and paranoid conspiracy. *Journal of the American Psychoanalytic Association*, 29, 789-813.

Blum, H. (1982). The transference in psychoanalysis and psychotherapy. *Annual of Psychoanalysis*, 10, 117-138.

Blum, H. (1992). Clinical and developmental dimensions of hate. *Journal of the American Psychoanalytic Association*, 45, 359–376.

Blum, H. (1994a). The erotic transference: contemporary perspectives. *Psychoanalytic Inquiry*, 14, 622–635.

Blum, H. (1994b). The conceptual development of regression. *Psychoanalytic Study of the Child*, 49, 60–79.

Blum, H. (1996). Seduction trauma: Representation, deferred action, and pathogenic development. *Journal of the American Psychoanalytic Association*, 44, 1147–1164.

Bogdanovich, P., Director. (1971). *The last picture show.* http://www.filmsite.org/lastp.html.

Bornstein, B. (1951). On latency. *Psychoanalytic Study of the Child*, 6, 279–285.

Boyer, B. (1971). Psychoanalytic technique in the treatment of certain characterological and schizophrenic disorders. *International Journal of Psycho-Analysis*, 52, 67–85.

Brenner, C. (1959). The masochistic character: Genesis and treatment. *Journal of the American Psychoanalytic Association*, 7, 197–226.

Brenner, C., Reporter (1975). Alterations in defenses during psychoanalysis. *The Kris Study Group of the New York Psychoanalytic Institute*, Monograph VI. New York: International Universities Press.

Brenner, C. (1982a). *The mind in conflict.* Madison, CT: International Universities Press.

Brenner, C. (1982b). The concept of the superego: A reformulation. *Psychoanalytic Quarterly*, 51, 501–525.

Brenner, C. (2002). Conflict, compromise formation, and structural theory. *Psychoanalytic Quarterly*, 71, 397–418.

Brenner, I. (1996). On trauma, perversion, and "multiple personality." *Journal of the American Psychoanalytic Association*, 44, 785–814.

Brenner, I. (2001). *Dissociation.* Presentation to the Annual Meeting of the Virginia Psychoanalytic Society, Charlottesville, VA.

Breuer, J., & Freud, S. (1971). *Studies on Hysteria* (1893–1895). *Standard edition of the complete psychological works of Sigmund Freud*, 2, 1–309. London: MacMillan. (Original work published 1895).

Brown, M. W. (1942). *The runaway bunny.* New York: Harper Collins.

Buie, D. (1981). Empathy: Its nature and limitations. *Journal of the American Psychoanalytic Association*, 29, 281–307.

Busch, F. (1997). Understanding the patient's use of free association: An ego psychological approach. *Journal of the American Psychoanalytic Association*, 45, 407–424.

Calef, V., & Weinshel, E. (1981). Some clinical consequences of introjection: Gaslighting. *Psychoanalytic Quarterly*, 50, 44–66.

Card, O. S. (1991). *Ender's Game.* New York: Tom Doherty Associates. (Original work published 1977).

Carlson, D. (1977). Dream mirrors. *Psychoanalytic Quarterly*, 46, 38–70.

Carlson, R. (2002). *Don't sweat the small stuff* (book series). New York: Don't Sweat Press, Division of Hyperion Books. http://www.crimsonbird.com/books/dontsweat.htm

Cassem, N. (1988). The person confronting death. In A. Nicholi, Jr. (Ed.), *The new Harvard guide to psychiatry*. Cambridge, MA: The Belknap Press of Harvard University Press.

Cath, S. (1986). Fathering, infancy to old age: Overview of recent psychoanalytic contributions. *Psychoanalytic Review*, 73, 469–479.

Cath, S., Kahn, A., & Cobb, N. (1977). *Love and hate on the tennis court: How hidden emotions affect your game*. New York: Charles Scribner's Sons.

Coates, S., & Person, E. (1985). Extreme boyhood femininity: Isolated finding or pervasive disorder? *Journal of the American Academy of Child & Adolescent Psychiatry*, 24, 702–709.

Coen, S. (1981). Sexualization as a predominant mode of defense. *Journal of the American Psychoanalytic Association*, 29, 893–920.

Compton, A., Reporter. (1975). Aspects of psychoanalytic intervention. *The Kris Study Group of the New York Psychoanalytic Institute, Monograph VI*. New York: International Universities Press.

Cukor, G., Director. (1944). *Gaslight*. Warner Brothers. http://www.filmsite.org/gasl.html

Cutter, F. (2002). *Suicide prevention triangle* (Chapter 5: Assessment). http://www.suicidepreventtriangle.org/Suichap5.htm

Davis, T., Gunderson, J., & Myers, M. (1999). Borderline personality disorders. In D. Jacobs (Ed.), *The Harvard Medical School guide to suicide assessment and intervention*. San Francisco: Jossey-Bass.

Dean, J. (1976). *Blind ambition*. New York: Simon and Schuster.

Deutsch, F. (1959). *On the mysterious leap from the mind to the body*. New York: International Universities Press.

Deutsch, H. (1965). Some forms of emotional disturbance and their relationship to schizophrenia. In *Neuroses and character types: Clinical psychoanalytic studies* (pp. 262–281). New York: International Universities Press. (Original work published 1942)

Dorpat, T. (1976). Structural conflict and object relations conflict. *Journal of the American Psychoanalytic Association*, 24, 855–874.

Dorpat, T. (1984). *Denial and defense in the therapeutic situation*. Northvale, NJ: Aronson.

Dorpat, T. (2000). *Gaslighting, the double-whammy, interrogation, and other methods of covert control in psychotherapy and analysis*. Northvale, NJ: Aronson.

Dorpat, T., & Boswell, J. (1964). An evaluation of suicidal intent in suicide attempts. *Comprehensive Psychiatry*, 4, 117.

Easser, R. (1974). Empathic inhibition and psychoanalytic technique. *Psychoanalytic Quarterly*, 43, 557–580.

Edelman, G. (1992). *Bright air, brilliant fire*. New York: Basic Books.

Erikson, E. (1950). *Childhood and society*. New York: W. W. Norton.

Erikson, E. (1968). *Identity: Youth and crisis*. London: Faber & Faber.

Escoll, P. (1992). Vicissitudes of optimal distance through the life cycle. In S. Kramer & S. Akhtar (Eds.), *When the body speaks: Psychological meanings in kinetic cues*. Northvale, NJ: Aronson.

Esman, A. (1983). The "stimulus barrier": A review and reconsideration. *Psychoanalytic Study of the Child*, 38, 193–207.

Everything Preschool. (2002). Review of *The runaway bunny*. http://www.everythingpreschool.com/book/book23.htm

Feder, S. (1974). On being frank. *International Review of Psycho-Analysis*, 1, 277–281.

Feigenbaum, D. (1937). Depersonalization as a defense mechanism. *Psychoanalytic Quarterly*, 6, 4–11.

Feighner, J. P., Robins, E., Guze, S. B., Woodruff, R. A., Winokur, G., & Muñoz, R. (1972). Diagnositc criteria for use in psychiatric research. *Archives of General Psychiatry*, 26, 57–63.

Ferenczi, S. (1922). The symbolism of the bridge. *International Journal of Psycho-Analysis*, 3, 163–168.

Fogel, G. (1995). Psychological-mindedness as a defense. *Journal of the American Psychoanalytic Association*, 43, 793–822.

Freedman, A., & Kaplan, H. (1967). *Comprehensive textbook of psychiatry*. Baltimore: Williams & Wilkins.

Freeman, T. (1962). Narcissism and defensive processes in schizophrenic states. *International Journal of Psycho-Analysis*, 43, 415–425.

Freud, A. (1936). *The ego and the mechanisms of defense*. New York: International Universities Press.

Freud, A. (1956). The concept of developmental lines. In *Normality and pathology in childhood*. New York: International Universities Press.

Freud, A. (1992). Love, identification, and superego. In J. Sandler (Ed.), *The Harvard Lectures, Anna Freud*. Madison, CT: International Universities Press. (Original work published 1952)

Freud, A., Nagera, H., & Freud, W. E. (1979). Metapsychological assessment of the adult personality: The adult profile. In R. Eissler, A. Freud, M. Kris, & A. Solnit (Eds.), *An anthology of the psychoanalytic study of the child — Psychoanalytic assessment: The diagnostic profile*. New Haven, CT & London: Yale University Press. (Original work published 1965)

Freud, S. (1893). A case of successful treatment of hypnotism. *Standard Edition of the complete psychological works of Sigmund Freud*, 1, 113–128. London: MacMillan.

Freud, S. (1894). The neuro-psychoses of defence. *Standard Edition*, 3, 45–61.

Freud, S. (1895). *Project for a scientific psychology*. *Standard Edition*, 1, 295–391.

Freud, S. (1900a). *The interpretation of dreams*, Parts I & II. *Standard Edition*, 4, 1-338 & 5, 339-625.
Freud, S. (1900b). *The interpretation of dreams*, Chapter V-b. *Infantile experiences as the source of dreams*. http://www.psywww.com/books/interp/chap05b.htm.
Freud, S. (1905). Three essays on the theory of sexuality. *Standard Edition*, 7, 130-243.
Freud, S. (1911). Psycho-analytic notes on an autobiographical account of a case of paranoia. *Standard Edition*, 12, 3-82.
Freud, S. (1913). Animism, magic and omnipotence of thoughts. In *Totem and taboo*. *Standard Edition*, 13, 75-99.
Freud, S. (1914a). On narcissism: An introduction. *Standard Edition*, 14, 73-102.
Freud, S. (1914b). Remembering, repeating and working through. *Standard Edition*, 12, 147-156.
Freud, S. (1916). Some character-types met with in psycho-analytic work. *Standard Edition*, 14, 311-333.
Freud, S. (1917). Mourning and melancholia. *Standard Edition*, 14, 237-258. (Original work published 1915)
Freud, S. (1921). *Group Psychology and the Analysis of the Ego*. *Standard Edition*, 18, 69-143.
Freud, S. (1923). The ego and the id. *Standard Edition*, 19, 12-66.
Freud, S. (1926). *Inhibitions, symptoms & anxiety*. *Standard Edition*, 20, 77-178.
Freud, S. (1932). Libidinal types. *Psychoanalytic Quarterly*, 1, 3-6.
Freud, S. (1937). Analysis terminable and interminable. *Standard Edition*, 23, 216-253.
Frosch, J. (1964). The psychotic character: Clinical psychiatric considerations. *Psychiatric Quarterly* 38: 1-16.
Frosch, J. (1966). A note on reality constancy. In: R. Loewenstein, L. Newman, M. Schur, & A. Solnit (Eds.), *Psychoanalysis: A General Psychology — Essays in honor of Heinz Hartmann* (pp. 349-376). New York: International Universities Press.
Frosch, J. (1970). Psychoanalytic considerations of the psychotic character. *Journal of the American Psychoanalytic Association*, 18, 24-50.
Frosch, J. (1983). *The psychotic process*. New York: International Universities Press.
Frosch, J. (1990). *Psychodynamic psychiatry: Theory and practice*, Vols. 1 & 2. Madison, CT: International Universities Press.
Gabbard, G. (1994). *Psychodynamic psychiatry in clinical practice: The DSM-IV edition*. Washington, DC: The Analytic Press.
Galenson, E., & Roiphe, H. (1971). Impact of early sexual discoveries on mood, defensive organization, symbolization. *Psychoanalytic Study of the Child*, 26, 195-216.
Gardner, R. (1994). You're not a paranoid schizophrenic; you only have multiple personality disorder. *Academy Forum*, 38(3), 11-14.
Garma, A. (1969). Present thoughts on Freud's theory of dream hallucination. *International*

Journal of Psycho-Analysis, 50, 485–494.

Gilligan, C. (1980). Effects of social institutions on the moral development of children and adolescents. *Bulletin of the Menninger Clinic*, 44, 498–516.

Gillman, R. (1994). Narcissistic defense and learning inhibition. *Psychoanalytic Study of the Child*, 49, 175–189.

Glasser, M. (1992). Problems in the psychoanalysis of certain narcissistic disorders. *International Journal of Psycho-Analysis*, 73, 493–504.

Glover, E. (1955). *The technique of psychoanalysis*. New York: International Universities Press.

Glover, E. (1964). Aggression and sado-masochism. In I. Rosen (Ed.), *Pathology and treatment of sexual deviation* (pp. 146–162). London: Oxford.

Goldberg, A. (1976). Discussion of the paper by C. Hanly and J. Masson: A critical examination of the new narcissism. *International Journal of Psycho-Analysis*, 57, 67–70.

Goldberger, M. (1988). The two-man phenomenon. *Psychoanalytic Quarterly*, 57, 229–233.

Goldstein, W. (1997). *Beginning psychotherapy*. New York: Brunner/Mazel.

Gorelik, B. (1931). Certain reaction-formations against oral impulses. *International Journal of Psycho-Analysis*, 12, 231–232.

Gray, P. (1994). *The ego and the analysis of defense*. Northvale, NJ: Aronson.

Greenacre, P. (1956). Experiences of awe in childhood. *Psychoanalytic Study of the Child*, 11, 9–30.

Greenson, R. (1949). The psychology of apathy. *Psychoanalytic Quarterly*, 18, 290–302.

Greenson, R. (1965). The working alliance and the transference neurosis. *Psychoanalitic Quarterly*, 34, 155–181.

Greenson, R. (1967). *The technique and practice of psychoanalysis*. New York: International Universities Press.

Greenson, R. (1968). Disidentifying from mother. *International Journal of Psycho-Analysis*, 49, 370–374.

Hamilton, N. G. (1990). *Self and others: Object relations theory in practice*. Northvale, NJ: Aronson.

Harley, M., & Sabot, L. (1980). Conceptualizing the nature of the therapeutic action of child analysis. *Journal of the American Psychoanalytic Association*, 28, 161–179.

Hartmann, H. (1939). *Ego psychology and the problem of adaptation*. New York: International Universities Press.

Hartmann, H. (1981). Comments on the psychoanalytic theory of the ego. In *Essays on ego psychology* (pp. 113–141). New York: International Universities Press. (Original work published 1950).

Hartmann, H. (1953). Contribution to the metapsychology of schizophrenia. *Psychoanalytic Study of the Child*, 8, 177–198.

Hartmann, H. (1955). Notes on the theory of sublimation. *Psychoanalytic Study of the Child*,

10,9 – 30.

Hoch, P., & Polatin, P. (1949). Pseudoneurotic forms of schizophrenia. *Psychiatric Quarterly*, 23, 248 – 276.

Holliman, J. (1996). *McFarlane: Embarrassment may have caused Boorda's suicide*. http://europe.cnn.com/US/9605/17/fatal.flaw/

Holocaust Educational Research. (2002). http://www.nizkor.org

Holt, R. (2002). Quantitative research on the primary process: Method and findings. *Journal of the American Psychoanalytic Association*, 50, 457 – 482.

Hopkins, T. (1910). *Women Napoleon loved*. Eveleigh Nash. http://www.ddg.com/LIS/InfoDesignF97/aim/desiree.html

Howard, P. (1996). *The death of common sense: How law is suffocating America*. New York: Warner Books.

Jackson, M. (1987). *The way you make me feel*. http://www.michaeljackson.com/video/Way.ram

Jacobs, D. (Ed.). (1999). *The Harvard Medical School guide to suicide assessment and intervention*. San Francisco: Jossey-Bass.

Jacobs, D., Brewer, M., & Klein-Benheim, M. (1999). Suicide assessment: An overview and recommended protocol. In D. Jacobs (Ed.), *The Harvard Medical School guide to suicide assessment and intervention*. San Francisco: Jossey-Bass.

Jacobson, E. (1957). Normal and pathological moods: Their nature and functions. *Psychoanalytic Study of the Child*, 12, 73 – 113.

Jacobson, E. (1964). *The self and the object world*. New York: International Universities Press.

Jewison, N., Director (1982). *Best friends*. Warner Brothers. http://www.citypaper.com/1999-12-01/rewind.html.

Johnson, A., & Szurek, S. (1952). The genesis of antisocial acting out in children and adolescents. *Psychoanalytic Quarterly*, 21, 323 – 343.

Jones, E. (1942). The concept of a normal mind. *International Journal of Psycho-Analysis*, 23, 1 – 8.

Jones, R. A. (1986). *Emile Durkheim: An introduction to four major works*. Beverly Hills, CA: Sage. http://www.relst.uiuc.edu/durkheim/Summaries/suicide.html, 2002.

Kanzer, M. (1953). Past and present in the transference. *Journal of the American Psychoanalytic Association*, 1, 144 – 154.

Kaplan, D. (1990). Some theoretical and technical aspects of gender and social reality in clinical psychoanalysis. *Psychoanalytic Study of the Child*, 45, 3 – 24.

Kaplan, E. H., & Blackman, L. (1969). The husband's role in psychiatric illness associated with childbearing. *Psychiatric Quarterly*, 43, 396 – 409.

Karpman, B. (1949). From The autobiography of a liar: Toward the clarification of the problem of psychopathic states, Part II. *Psychiatric Quarterly*, 23, 497 – 521. Abstracted by Biernoff,

J. (1951) in *Psychoanalytic Quarterly*, *20*, 151 – 152.

Kasdan, L. (1981). *Body heat*. http://www.suntimes.com/ebert/ebert_reviews/1999/01/body0929.html

Kaslow, N., Reviere, S., Chance, S., Rogers, J., Hatcher, C., Wasserman, F., Smith, L., Jessee, S., James, M., & Seelig, B. (1998). An empirical study of the psychodynamics of suicide. *Journal of the American Psychoanalytic Association*, *46*, 777 – 796.

Kaywin, L. (1966). Problems of sublimation. *Journal of the American Psychoanalytic Association*, *14*, 313 – 334.

Kernberg, O. (1975). *Borderline conditions and pathological narcissism*. New York: Aronson.

Kernberg, O. (1984). *Severe personality disorders: Psychotherapeutic strategies*. New Haven/London: Yale University Press.

Kitayama, O. (1991). The wounded caretaker and guilt. *International Review of Psycho-Analysis*, *18*, 229 – 240.

Kluft, R. (1985). The natural history of multiple personality disorder. In R. Kluft (Ed.), *Childhood antecedents of multiple personality* (pp. 197 – 238). Washington, DC: American Psychiatric Press.

Knight, R. (1942). Intimidation of others as a defense against anxiety. *Bulletin of the Menninger Clinic*, *6*, 4 – 14. Abstracted by Greenson, R. (1943) in *Psychoanalytic Quarterly*, *12*, 443.

Knight, R. (1986). Borderline states. In M. Stone (Ed.), *Essential papers on borderline disorders: 100 years at the border*. New York: New York University Press. (Original work published 1954)

Kohut, H. (1959). Introspection, empathy, and psychoanalysis: An examination of the relationship between mode of observation and theory. *Journal of the American Psychoanalytic Association*, *7*, 459 – 483.

Kohut, H. (1971). *The analysis of the self*. New York: International Universities Press.

Kramer, S. (1979). The technical significance and application of Mahler's separation-individuation theory. *Journal of the American Psychoanalytic Association*, *27*(S), 241 – 262.

Kramer, S. (1983). Object-coercive doubting: A pathological defensive response to maternal incest. *Journal of the American Psychoanalytic Association*, *31S*, 325 – 351.

Kramer, S. (1992). Nonverbal manifestations of unresolved separation-individuation in adult psychopathology. In S. Kramer & S. Akhtar (Eds.), *When the body speaks: Psychological meanings in kinetic cues*. Northvale, NJ: Aronson.

Kris, E. (1952). *Psychoanalytic explorations in art*. New York: International Universities Press.

Kubie, L., & Israel, H. (1955). "Say you're sorry." *Psychoanalytic Study of the Child*, *10*, 289 – 299.

Lachmann, F., & Stolorow, R. (1976). Idealization and grandiosity: Developmental considerations and treatment implications. *Psychoanalytic Quarterly*, *45*, 565 – 587.

Lampl-de-Groot, J. (1966). Some thoughts on adaptation and conformism. In R. Loewenstein, L. Newman, M. Schur, & A. Solnit (Eds.), *Psychoanalysis — Ageneral psychology. Essays in honor of Heinz Hartmann* (pp. 190 - 221). New York: International Universities Press.

Langs, R. (1973). *The technique of psychodynamic psychotherapy*. Northvale, NJ: Aronson.

Launer, D. (1992). *My Cousin Vinny*. http://www.foxhome.com/capsule/vinny.htm

Laurents, A., Bernstein, L., Sondheim, S., & Robbins, J. (1956). *West side story*. New York: Random House.

LeRoy, M. (1961). *A majority of one*. http://www.rottentomatoes.com/m/AMajorityofOne-1045419/about.php

Levin, F. (2002). The neuroimmune network and its relevance to psychoanalysis. *Psychoanalytic Quarterly*, 71, 617 - 627.

Levy, S., & Inderbitzin, L. (1989). Negativism and countertransference. *Journal of the American Psychoanalytic Association*, 37, 7 - 30.

Lewin, B. (1950). *The psychoanalysis of elation*. New York: Norton.

Lidz, T., Cornelison, A., Fleck, S. et al. (1957). The intrafamilial environment of schizophrenic patients, II: Marital schism and marital skew. *American Journal of Psychiatry*, 114, 241.

Litman, R., & Tabachnick, N. (1967). Fatal one-car accidents. *Psychoanalytic Quarterly*, 36, 248 - 259.

Loeb, F. (1982). Generalization as a defense. *Psychoanalytic Study of the Child*, 37, 405 - 419.

Loeb, F., & Loeb, L. (1987). Psychoanalytic observations: Effect of lithium in manic attacks. *Journal of the American Psychoanalytic Association*, 35, 877 - 902.

Loewenstein, R. (1957). A contribution to the psychoanalytic theory of masochism. *Journal of the American Psychoanalytic Association*, 5, 197 - 234.

Loewenstein, R. (1969). Development in the theory of transference in the last fifty years. *International Journal of Psycho-Analysis*, 50, 583 - 588.

Loewenstein, R. (1972). Ego autonomy and psychoanalytic technique. *Psychoanalytic Quarterly*, 41, 1 - 22.

Lorand, S. (1937). Dynamics and therapy of depressive states. *Psychoanalytic Review*, 24, 337 - 349.

Lustman, S. (1966). Impulse control, structure, and the synthetic function. In R. Loewenstein, L. Newman, M. Schur, & A. Solnit (Eds.), *Psychoanalysis — A general psychology. Essays in honor of Heinz Hartmann* (pp. 190 - 221). New York: International Universities Press.

MacGregor, J. (1991). Identification with the victim. *Psychoanalytic Quarterly*, 60, 53 - 68.

Mahler, M. (1944). Tics and impulsions in children: A study of motility. *Psychoanalytic Quarterly*, 13, 430 - 444.

Mahler, M. (1968). *On human symbiosis and the vicissitudes of individuation*. New York: International Universities Press.

Mahler, M., Pine, F., & Bergman, A. (1975). *The psychological birth of the human infant*. New York: Basic Books.

Marcus, I. (1971). The marriage-separation pendulum. In I. Marcus (Ed.), *Currents in psychoanalysis*. New York: International Universities Press.

Marcus, I. (1980). Countertransference and the psychoanalytic process in children and adolescents. *Psychoanalytic Study of the Child*, 35, 285–298.

Marcus, I. (1991). Learning disabilities in children. In S. Greenspan & G. Pollock (Eds.), *The course of life*. New York: International Universities Press.

Marcus, I., & Francis, J. (1975). Developmental aspects of masturbation. In I. Marcus & J. Francis (Eds.), *Masturbation from infancy to senescence*. New York: International Universities Press.

Mason, J. (2001). *Munchausen Syndrome by Proxy*. http://www.emedicine.com/emerg/topic830.htm

McCullers, C. (1936, December). Wunderkind. *Story 9*, 61–73.

McDevitt, J. (1976). *Lecture*. Louisiana State University Medical School Department of Psychiatry.

McDevitt, J. (1985). The emergence of hostile aggression and its defensive and adaptive modifications during the separation-individuation process. In H. Blum (Ed.), *Defense and resistance* (pp. 273–300). New York: International Universities Press.

Medical Council on Alcohol. (2000). *Prevention and treatment of Wernicke-Korsakoff Syndrome (WKS) in accident & emergency departments (A&E)*. www.medicouncilalcol.demon.co.uk/wks.htm.

Meers, D. (1975). Masturbation and the ghetto. In I. Marcus & J. Francis (Eds.), *Masturbation from infancy to senescence*. New York: International Universities Press.

Meissner, W. (1968). Notes on dreaming: Dreaming as a cognitive process. *International Journal of Psycho-Analysis*, 49, 699–708.

Meissner, W. (1970). Notes on identification. *Psychoanalytic Quarterly*, 39, 563–589.

Meissner, W. (1971). Notes on identification II: Clarification of related concepts. *Psychoanalytic Quarterly*, 40, 277–302.

Menninger, K. (1933). Psychoanalytic aspects of suicide. *International Journal of Psycho-Analysis*, 14, 376–390.

Molière, J. de. (1992). *The misanthrope*. Mineola, NY: Dover Press. (Original work published 1666)

Molière, J. de. (1994). *Le Misanthrope ou L'Atrabilaire Amoureux*. Paris, France: Classiques Bordas. (Original work published 1666)

Moore, B., & Rubinfine, D. (1969). The mechanism of denial. *The Kris Study Group of the New Yrok Psychoanalytic Institute, Monograph III*. New York: International Universities Press.

Niederland, W. (1981). The survivor syndrome: Further observations and dimensions. *Journal of the American Psychoanalytic Association*, 29, 413-426.

Novick, J., & Novick, K. (1996). *Fearful symmetry: The development and treatment of sadomasochism*. Northvale, NJ: Aronson.

Oliver, J. (1988). Successive generations of child maltreatment. The children. *British Journal of Psychiatry*, 153, 543-553.

Paniagua, C. (1997). Negative acting in. *Journal of the American Psychoanalytic Association*, 45, 1209-1223.

Paniagua, C. (1999). Personal communication.

Parens, H. (1973). Aggression: A reconsideration. *Journal of the American Psychoanalytic Association*, 21, 34-60.

Parens, H. (1990). Girls' psychosexual development. *Journal of the American Psychoanalytic Association*, 38, 743-772.

Parens, H., Pollock, L., Stern, J., & Kramer, S. (1976). On the girl's entry into the oedipus complex. *Journal of the American Psychoanalytic Association*, 24S, 79-107.

Pine, F. (1990). *Drive, ego, object, self*. New York: Basic Books.

Plath, S. (2000). *The bell jar*. New York: Harper Collins.

Pullman, P. (1996). *The golden compass*. New York: Alfred A. Knopf.

Racker, H. (1953). A contribution to the problem of countertransference. *International Journal of Psycho-Analysis*, 34, 313-324.

Ramis, H., Director. (1998). *Analyze this*. http://www.rottentomatoes.com/m/AnalyzeThis-1084884/reviews.php.

Raphling, D. (1996). The interpretation of daydreams, I. *Journal of the American Psychoanalytic Association*, 44, 533-547.

Reddy, H. (1973). *Delta dawn*. Capitol Records. http://www.superseventies.com/1973_7singles.html.

Renik, O. (1978). The role of attention in depersonalization. *Psychoanalytic Quarterly*, 47, 588-605.

Renik, O. (1999). Playing one's cards face up in analysis. *Psychoanalytic Quarterly*, 68, 521-540.

Rexford, E. (1978). *A developmental approach to problems of acting out*. New York: International Universities Press.

Rochlin, G. (1965). *Griefs and discontents: The forces of change*. Boston: Little, Brown.

Rosegrant, J. (1995). The anal world of a six-year-old boy. *International Journal of Psycho-Analysis*, 76, 1233-1243.

Rosenbaum, M. (1980). The role of the term schizophrenia in the decline of diagnoses of multiple personality. *Archives of General Psychiatry*, 37, 1383-1385.

Rothstein, A. (1979). An exploration of the diagnostic term "narcissistic personality disorder." *Journal of the American Psychoanalytic Association*, 27, 893-912.

Sandler, J. (1960). On the concept superego. *Psychoanalytic Study of the Child*, 15, 128-162.

Sandler, J. (1990). On the structure of internal objects and internal object relationships. *Psychoanalytic Inquiry*, 10,163-181.

Sandler, J., & Freud, A. (1983). Discussion: The ego & the mechanisms of defense. *Journal of the American Psychoanalytic Association*, 31(S), 19-146.

Schafer, R. (1977). *Aspects of internalization*. New York: International Universities Press.

Schilder, P. (1939). The relations between clinging and equilibrium. *International Journal of Psycho-Analysis*, 20,58-63.

Schilder, P., & Wechsler, D. (1935). What do children know about the interior of the body? *International Journal of Psycho-Analysis*, 16,355-360.

Schneider, K. (1959). *Clinical psychopathology*. New York: Grune & Stratton.

Schur, M. (1955). Comments on the metapsychology of somatization. *Psychoanalytic Study of the Child*, 10,119-164.

Schur, M. (1966) *The id and the regulatory principles of mental functioning*. New York: International Universities Press.

Sederer, L., & Rothschild, A. (1997). *Acute care psychiatry: Diagnosis & treatment*. Baltimore: Williams & Wilkins.

Settlage, C. (1977). The psychoanalytic understanding of narcissistic and borderline personality disorders: Advances in developmental theory. *Journal of the American Psychoanalytic Association*, 25,805-833.

Settlage, C. (1993). Therapeutic process and developmental process in the restructuring of object and self constancy. *Journal of the American Psychoanalytic Association*, 41,473-492.

Shneidman, E. (1999). Perturbation and lethality: A psychological approach to assessment and intervention. In D. Jacobs (Ed.), *The Harvard Medical School guide to suicide assessment and intervention*. San Francisco: Jossey-Bass.

Slavson, S. (1969). *A textbook in analytic group psychotherapy*. New York: International Universities Press.

Spencer, T. (2002). Pharmacologic treatment of attention-deficit hyperactivity disorder in children. *CME*. http://www.medscape.com/viewprogram/1927.

Sperling, M. (1957). The psycho-analytic treatment of ulcerative colitis. *International Journal of Psycho-Analysis*, 38,341-349.

Sperling, O. (1963). Exaggeration as a defense. *Psychoanalytic Quarterly*, 32,533-548.

Spiegel, R. (1985). Faces of truth in the psychoanalytic experience. *Contemporary Psychoanalysis*, 21,254-265.

Spruiell, V. (1989). On blaming: An entry to the question of values. *Psychoanalytic Study of the Child*, 44,241-263.

Stewart, R., & Levine, M. (1967). Individual psychotherapy. In A. Freedman & H. Kaplan (Eds.), *Comprehensive textbook of psychiatry* (pp. 1212-1214). Baltimore: Williams and

Wilkins.

Stone, L. (1961). *The psychoanalytic situation: An examination of its development and essential nature*. New York: International Universities Press.

Sutherland, J. (1980). The British object relations theorists: Balint, Winnicott, Fairbairn, Guntrip. *Journal of the American Psychoanalytic Association*, 28, 829-860.

Symonds, P. (1946). *The dynamics of human adjustment*. New York & London: D. Appleton-Century.

Tarachow, S. (1963). *An introduction to psychotherapy*. New York: International Universities Press.

Target, M. (1998). The recovered memories controversy. *International Journal of Psycho-Analysis*, 79, 1015-1028.

Tillis, P. (2000). *Cleopatra, queen of denial*. http://www.arracis.com.ua/Pam/cleopatra.htm.

Tolpin, M. (1971). On the beginnings of a cohesive self: An application of the concept of transmuting internalization to the study of the transitional object and signal anxiety. *Psychoanalytic Study of the Child*, 26, 316-352.

Treece, C., & Khantzian, E. (1986). Psychodynamic factors in the development of drug dependence. *Psychiatric Clinics of North America*, 9, 399-412.

Turow, S. (1977). *One L*. New York: Warner Books.

U. S. Public Health Service. (1999). *The Surgeon General's call to action to prevent suicide*. Washington, DC. http://www.surgeongeneral.gov/library/calltoaction/calltoaction.html.

Vaillant, G. (1992). *Ego mechanisms of defense: A guide for clinicians and researchers*. Washington/London: American Psychiatric Press.

Volkan, V. (1976). *Primitive internalized object relations: A clinical study of schizophrenic, borderline, and narcissistic patients*. New York: International Universities Press.

Volkan, V. (1987a). *Linking objects and linking phenomena*. New York: International Universities Press.

Volkan, V. (1987b). *Six steps in the treatment of borderline personality organization*. Northvale, NJ: Aronson.

Volkan, V. (1999). *Presentation to the Virginia Psychoanalytic Society*, Richmond, VA.

Volkan, V., & Corney, R. (1968). Some considerations of satellite states and satellite dreams. *British Journal of Medical Psychology*, 41, 283-290.

Waelder, R. (1936). The principle of multiple function: Observations on overdetermination. *Psychoanalytic Quarterly*, 5, 45-62.

Wagner, R. (1870). *Die Walküre*. http://www.metopera.org/synopses/walkure.html.

Waugaman, R. (1996). Experiences of schizophrenia: An integration of the personal, scientific, and therapeutic. *Journal of the American Psychoanalytic Association*, 44, 395-939.

Weigert-Vowinckel, E. (1936). A contribution to the theory of schizophrenia. *International Journal of Psycho-Analysis*, 17, 190-201.

Weiss, R., & Hufford, M. (1999). Substance abuse and suicide. In D. Jacobs (Ed.), *The Harvard Medical School guide to suicide assessment and intervention*. San Francisco: Jossey-Bass.

Weiss, S. S. (1987). The two-woman phenomenon. *Psychoanalytic Quarterly*, 56, 271–286.

Werman, D. (1985). Suppression as a defense. In H. Blum (Ed.), *Defense and resistance* (pp. 405–415). New York: International Universities Press.

White House. (2002). *Theodore Roosevelt*. http://www.whitehouse.gov/history/presidents/tr26.html.

Whitmer, G. (2001). On the nature of dissociation. *Psychoanalytic Quarterly*, 70, 807–837.

Willick, M. (1985). On the concept of primitive defenses. In H. Blum (Ed.), *Defense and resistance* (pp. 175–200). New York: International Universities Press.

Willick, M. (1993). The deficit syndrome in schizophrenia: Psychoanalytic and neurobiological perspectives. *Journal of the American Psychoanalytic Association*, 41, 1136–1157.

Wilson, C. P., Hogan, C., & Mintz, I. (1992). *Psychodynamic technique in the treatment of the eating disorders*. Northvale, NJ: Aronson.

Wimer, L. (1989). Understanding negative hallucination: Toward a developmental classification of disturbances in reality awareness. *Journal of the American Psychoanalytic Association*, 37, 437–463.

Winnicott, D. (1969). The use of an object. *International Journal of Psycho-Analysis*, 50, 711–716.

Wolf, E. (1994). Narcissistic lust and other vicissitudes of sexuality. *Psychoanalytic Inquiry*, 14, 519–534.

Wurmser, L. (1974). Psychoanalytic considerations of the etiology of compulsive drug use. *Journal of the American Psychoanalytic Association*, 22, 820–843.

Wurmser, L. (1977). A defense of the use of metaphor in analytic theory formation. *Psychoanalytic Quarterly*, 46, 466–498.

Wurmser, L. (1987). Flight from conscience: Experience with the psychoanalytic treatment of compulsive drug abusers, I: Dynamic sequences, compulsive drug use. *Journal of Substance Abuse Treatment*, 4, 157–168.

Zetzel, E. (1956). Current concepts of transference. *International Journal of Psycho-Analysis*, 37, 369–375.

Zetzel, E. (1968). The so-called good hysteric. *International Journal of Psycho-Analysis*, 49, 256–260.

Zwerling, I. (1955). The favorite joke in diagnostic and therapeutic interviewing. *Psychoanalytic Quarterly*, 24, 104–114.

译后记

第一次听说《心灵的面具：101 种心理防御》这本书的英文版是在 2008 年夏天我参加中德班时，当时小组督导曾奇峰老师向我们提起。不过，当时国内还没有它的中译版，所以只好压制了去阅读它的想法。2009 年 5 月，韶宇兄从武汉回来，与我探讨在杭州组建精神分析学习小组一事，机缘巧合，他提出了以"101"来命名我们的小组，并因此萌生了翻译和出版本书的想法。非常幸运，我们很快联系上了作者 Jerome S. Blackman 并取得他的认可，然后就有了现在这本书。值得一提的是，在联系翻译工作的过程中，我们小组还认识了 CAPA 的 Josh D. Krieger 老师，他是我们小组的督导，同时也在本书的校对工作中作出了很大贡献。

刚刚拿到这本书的时候，心里总担心它的内容会像一些精神分析书籍那样，读起来晦涩难懂。意外的是，翻开本书以后才发现书里的内容虽然涉及许多专业知识，但是通俗易懂而且附带有实际案例，感觉就像一本精神分析故事书。通过本书的多个章节还可以看见作者深厚的自我心理学背景，并且让初学精神分析理论的我获益良多。此外，虽然第五章和第七章对精神分析中两种重要的干预技术只是作了概述，但我相信书中那些通俗而实际的例子不管是对入门者还是对有经验的治疗师来说，都应该是很有帮助的。

本书的翻译是我们小组的第一次尝试，我个人也是第一次如此完整地对一本书进行了校对。在翻译或校对的过程中，难免会遇到一些不明白之处，加上作者文字中不时会带有一些美国的文化内涵，对于这部分内容，我跟小组督导 Josh 老师进行了多次讨论，并且已试图在本书的译注中解释清楚，有一些内容则参考了网络资源（如百度百科、Wikipedia 等）。由于我个人精神分析的理论和实践经验尚浅，加上文字运用的能力不强，翻译的文字当中如有不足之处，还望各位专家学者多多包涵并不吝指正。这里需要略作说明的是，译文中的"情绪"是用来对应原著的"mood"；而原著中的"affect"

和"emotion"则基本都翻译为"情感",尽管在英语里两词的理解是有些差别的。此外,像"feeling"在中文里一般译为"感受"而"perception"则译成"感觉/感知觉",不过由于中文使用习惯的关系,有时候在译文中上述两词以及"thought"可能还会被译成"感觉/觉得"。文中可能还有其他类似之处,如果读者可以参照英文原著进行阅读,必定能获得更加准确的理解。

从2009年底正式取得本书翻译权以来,至今已经过了一年半。按照原定计划本书应该是2010年年中左右结稿,但是由于译稿中有许多需要完善的地方,同时也考虑到提高中文译本的易读性,所以又在校对方面花费了不少时间。对此,要特别感谢华东师范大学出版社教育心理图书分社的彭呈军老师对我的理解和信任,以及对校对工作的支持,让我能够在不疾不徐的情况下完成了这个工作。翻译本书的时候适逢上海世博会和南非世界杯,忙于翻译工作让我合理化了没有去成世博会,不过一边翻译一边熬夜观看世界杯不知道算不算是一种折衷形成?! 本书的翻译出版陪伴我们"中国101心理学社"(简称"101小组")走过了将近两年时间,如今我依然还对当初成立小组和翻译本书感到激动不已。而且,随着我们的成长,小组也从两年前的入门级"101小组"(在美国,心理学101指的是心理学基础,即提供关于心理学最基础的知识,比如说"心理学是什么?")升级为"杭州西溪心理治疗研究小组"。因此,特以此书献给各位成长中的心理咨询师,同时纪念我们六人小组共同走过的两年时光。

在此感谢小组成员为翻译工作付出的辛勤劳动,尤其是承担了初稿大部分翻译工作的毛文娟,以及为本书的出版设计提出了宝贵意见的王韶宇,也感谢其他组员在我校对译稿期间分担了小组内的许多事务让我可以更专注地完成这个工作。感谢雷正则医生为原始译稿提供的建议并为本书作推荐序。同时也感谢曾奇峰老师为本书写推荐序。特别要感谢我们的小组督导、美国旧金山的老师 Josh D. Krieger 在忙碌于日常工作和迎接他宝宝的出生期间,能够抽出时间为本书审阅译稿,而且还安排时间在网上耐心地逐一解答我校对中的所有疑问。通过他的帮助,不止是纠正了一些语句上的问题,还协助我更加全面地理解了书里的那些美国文化典故。我也希望向作者 Jerome S. Blackman 表示感谢,感谢他对我们的信任和对翻译成果的肯定,同时还感谢他抽空为此书中文版的出版重新作序。最后,感谢华东师范大学出版社彭呈军老师对本书的细致校对和提出的意见。

郭道寰
2011年6月
杭州

图书在版编目(CIP)数据

心灵的面具:101种心理防御/(美)布莱克曼著;郭道寰等译.—上海:华东师范大学出版社,2011.6
(明心书坊)
ISBN 978-7-5617-8763-2

Ⅰ.①心… Ⅱ.①布…②郭… Ⅲ.①医学心理学-研究 Ⅳ.①R395.1

中国版本图书馆 CIP 数据核字(2011)第 130967 号

明心书坊
心灵的面具:101种心理防御

著　　者	(美)J·布莱克曼
译　　者	毛文娟　王韶宇
审　　校	郭道寰
策划编辑	彭呈军
审读编辑	陈锦文
责任校对	王丽平
装帧设计	卢晓红
出版发行	华东师范大学出版社
社　　址	上海市中山北路3663号　邮编 200062
网　　址	www.ecnupress.com.cn
电　　话	021-60821666　行政传真 021-62572105
客服电话	021-62865537　门市(邮购)电话 021-62869887
地　　址	上海市中山北路3663号华东师范大学校内先锋路口
网　　店	http://ecnup.taobao.com
印　刷　者	常熟市大宏印刷有限公司
开　　本	787×1092　16开
印　　张	14.75
字　　数	254千字
版　　次	2011年9月第1版
印　　次	2024年6月第25次
书　　号	ISBN 978-7-5617-8763-2/B·649
定　　价	39.80元
出版人	王焰

(如发现本版图书有印订质量问题,请寄回本社客服中心调换或电话 021-62865537 联系)

精神分析经典著作译丛

相对于生活的复杂性，对于个体生命的丰富性，不会有一个完美的理论家，我们永远在对人性和人类生活史的探索中。

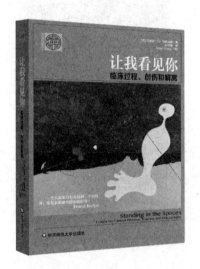
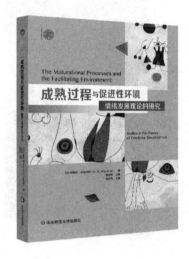
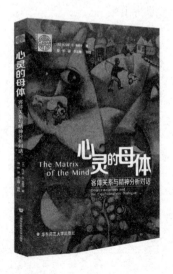
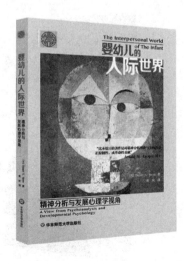

精神分析经典著作译丛

对一种精神分析理论来说,检验标准在于它能否用于理解病人。

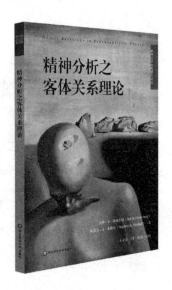

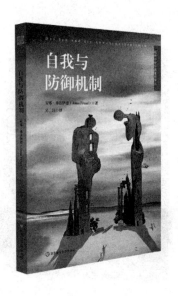

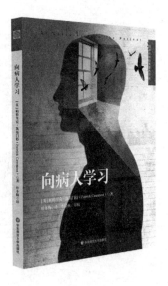

即将出版

精神分析心理治疗实践导论
第二版

Introduction to the
Practice of Psychoanalytic
Psychotherapy
2nd Edition

[美]亚历山大拉·拉玛 著

徐建琴 任 洁 译
徐建琴 审校